U0394770

富阳张氏骨伤疗法

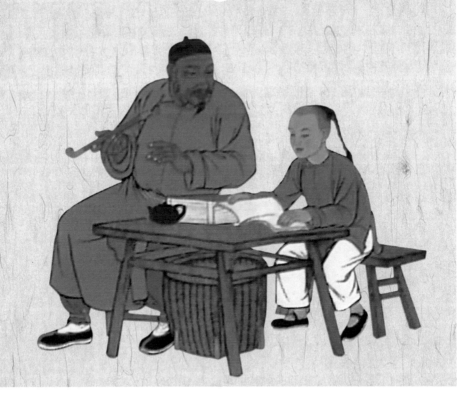

富阳张氏骨伤疗法

总主编 金兴盛

浙江省非物质文化遗产代表作丛书

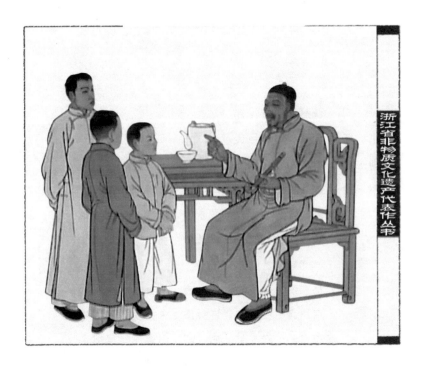

浙江摄影出版社

方仁英 王人彦 编著

总 序

中共浙江省委书记
省人大常委会主任 夏宝龙

　　非物质文化遗产是人类历史文明的宝贵记忆，是民族精神文化的显著标识，也是人民群众非凡创造力的重要结晶。保护和传承好非物质文化遗产，对于建设中华民族共同的精神家园、继承和弘扬中华民族优秀传统文化、实现人类文明延续具有重要意义。

　　浙江作为华夏文明发祥地之一，人杰地灵，人文荟萃，创造了悠久璀璨的历史文化，既有珍贵的物质文化遗产，也有同样值得珍视的非物质文化遗产。她们博大精深，丰富多彩，形式多样，蔚为壮观，千百年来薪火相传，生生不息。这些非物质文化遗产是浙江源远流长的优秀历史文化的积淀，是浙江人民引以自豪的宝贵文化财富，彰显了浙江地域文化、精神内涵和道德传统，在中华优秀历史文明中熠熠生辉。

　　人民创造非物质文化遗产，非物质文化遗产属于人民。为传承我们的文化血脉，维护共有的精神家园，造福子孙后代，我们有责任进一步保护好、传承好、弘扬好非物质文化遗产。这不仅是一种文化自觉，是对人民文化创造者的尊重，更是我们必须担当和完成好的历史使命。对我省列入国家级非物质文化遗产保护名录的项目一项一册，编纂"浙江省非物质文化遗产代表作丛书"，就是履行保护传承使命的具体实践，功在当代，惠及后世，有利于群众了解过去，以史为鉴，对优秀传统文化更加自珍、自爱、自觉；有利于我们面向未来，砥砺勇气，以自强不息的精神，加快富民强省的步伐。

党的十七届六中全会指出，要建设优秀传统文化传承体系，维护民族文化基本元素，抓好非物质文化遗产保护传承，共同弘扬中华优秀传统文化，建设中华民族共有的精神家园。这为非物质文化遗产保护工作指明了方向。我们要按照"保护为主、抢救第一、合理利用、传承发展"的方针，继续推动浙江非物质文化遗产保护事业，与社会各方共同努力，传承好、弘扬好我省非物质文化遗产，为增强浙江文化软实力、推动浙江文化大发展大繁荣作出贡献！

（本序是夏宝龙同志任浙江省人民政府省长时所作）

前 言

浙江省文化厅厅长 金兴盛

要了解一方水土的过去和现在，了解一方水土的内涵和特色，就要去了解、体验和感受它的非物质文化遗产。阅读当地的非物质文化遗产，有如翻开这方水土的历史长卷，步入这方水土的文化长廊，领略这方水土厚重的文化积淀，感受这方水土独特的文化魅力。

在绵延成千上万年的历史长河中，浙江人民创造出了具有鲜明地方特色和深厚人文积淀的地域文化，造就了丰富多彩、形式多样、斑斓多姿的非物质文化遗产。

在国务院公布的四批国家级非物质文化遗产名录中，浙江省入选项目共计217项。这些国家级非物质文化遗产项目，凝聚着劳动人民的聪明才智，寄托着劳动人民的情感追求，体现了劳动人民在长期生产生活实践中的文化创造，堪称浙江传统文化的结晶，中华文化的瑰宝。

在新入选国家级非物质文化遗产名录的项目中，每一项都有着重要的历史、文化、科学价值，有着典型性、代表性：

德清防风传说、临安钱王传说、杭州苏东坡传说、绍兴王羲之传说等民间文学，演绎了中华民族对于人世间真善美的理想和追求，流传广远，动人心魄，具有永恒的价值和魅力。

泰顺畲族民歌、象山渔民号子、平阳东岳观道教音乐等传统音乐，永康鼓词、象山唱新闻、杭州市苏州弹词、平阳县温州鼓词等曲艺，乡情乡音，经久难衰，散发着浓郁的故土芬芳。

泰顺碇步龙、开化香火草龙、玉环坎门花龙、瑞安藤牌舞等传统舞蹈，五常十八般武艺、缙云迎罗汉、嘉兴南湖掼牛、桐乡高杆船技等传统体育与杂技，欢腾喧闹，风貌独特，焕发着民间文化的活力和光彩。

永康醒感戏、淳安三角戏、泰顺提线木偶戏等传统戏剧，见证了浙江传统戏剧源远流长，推陈出新，缤纷优美，摇曳多姿。

越窑青瓷烧制技艺、嘉兴五芳斋粽子制作技艺、杭州雕版印刷技艺、湖州南浔辑里湖丝手工制作技艺等传统技艺，嘉兴灶头画、宁波金银彩绣、宁波泥金彩漆等传统美术，传承有序，技艺精湛，尽显浙江"百工之乡"的聪明才智，是享誉海内外的文化名片。

杭州朱养心传统膏药制作技艺、富阳张氏骨伤疗法、台州章氏骨伤疗法等传统医药，悬壶济世，利泽生民。

缙云轩辕祭典、衢州南孔祭典、遂昌班春劝农、永康方岩庙会、蒋村龙舟胜会、江南网船会等民俗，彰显民族精神，延续华夏之魂。

我省入选国家级非物质文化遗产名录项目，获得"四连冠"。这不仅是我省的荣誉，更是对我省未来非遗保护工作的一种鞭策，意味着今后我省的非遗保护任务更加繁重艰巨。

重申报更要重保护。我省实施国遗项目"八个一"保护措施，探索落地保护方式，同时加大非遗薪传力度，扩大传播途径。编撰浙江非遗代表作丛书，是其中一项重要措施。省文化厅、省财政厅决定将我省列入国家级非物质文化遗产名录的项目，一项一册编纂成书，系列出版，持续不断地推出。

这套丛书定位为普及性读物，着重反映非物质文化遗产项目的历史渊源、表现形式、代表人物、典型作品、文化价值、艺术特征和民俗风情等，发掘非遗项目的文化内涵，彰显非遗的魅力与特色。这套丛书，力求以图文并茂、通俗易懂、深入浅出的方式，把"非遗故事"讲述得再精彩些、生动些、浅显些，让读者朋友阅读更愉悦些、理解更通透些、记忆更深刻些。这套丛书，反映了浙江现有国家级非遗项目的全貌，也为浙江文化宝库增添了独特的财富。

在中华五千年的文明史上，传统文化就像一位永不疲倦的精神纤夫，牵引着历史航船破浪前行。非物质文化遗产中的某些文化因子，在今天或许已经成了明日黄花，但必定有许多文化因子具有着超越时空的生命力，直到今天仍然是我们推进历史发展的精神动力。

省委夏宝龙书记为本丛书撰写"总序"，序文的字里行间浸透着对祖国历史的珍惜，强烈的历史感和拳拳之心。他指出："我们有责任进一步保护好、传承好、弘扬好非物质文化遗产。这不仅是一种文化自觉，是对人民文化创造者的尊重，更是我们必须担当和完成好的历史使命。"言之切切的强调语气跃然纸上，见出作者对这一论断的格外执着。

非遗是活态传承的文化，我们不仅要从浙江优秀的传统文化中汲取营养，更在于对传统文化富于创意的弘扬。

非遗是生活的文化，我们不仅要保护好非物质文化表现形式，更重要的是推进非物质文化遗产融入愈加斑斓的今天，融入高歌猛进的时代。

这套丛书的叙述和阐释只是读者达到彼岸的桥梁，而它们本身并不是彼岸。我们希望更多的读者通过读书，亲近非遗，了解非遗，体验非遗，感受非遗，共享非遗。

2015年12月20日

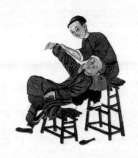

目录

富阳历史悠久，文化底蕴深厚。数千年的文明演进、两千余年的县市建设，给富阳留下了大量的非物质文化遗产，张氏骨伤疗法就是其中的杰出代表。富阳张氏骨伤与河南洛阳、广东佛山、山东文登骨伤齐名。2011年，张氏骨伤疗法列入国家级非物质文化遗产保护名录。

张氏骨伤，起源于上图山，成名于东梓关，发展壮大于富阳城区，传承至今已有170余年，历经张永积、张士芳、张清高、张绍富、张玉柱五代人的薪火相传，已从一个祖传的民间医术跨入现代医学的行列。

在张氏骨伤的发展历程中有几个重要因素不可忽视：

一是有德艺兼备的传承人。张绍富、张玉柱医德医术较高，在富春江畔被誉为圣医，在市场经济的大潮中，他们放弃了成为亿万富翁的机会，清贫地坚守在中医的传承中。他们冲破家族传承的桎梏，培养了一批又一批传承人，使一门祖传绝技发扬光大。

二是政府支持。对张氏骨伤这样的特殊专业人才，富阳政府一直关心、呵护、培养、扶持。张氏骨伤从乡村诊疗站到卫生院、县骨伤医院到富阳市中医骨伤医院，每一次发展都离不开党和政府强有力的推动。1986年，张氏骨伤从东梓关迁到县城，政府划拨20多亩地；2008年医院再迁，政府划拨214亩地，投资上亿元异地扩建。

三是保持自身传统特色。在发展过程中，张氏骨伤推崇"传承不泥古，创新不离宗"的理念，始终弘扬以手法整复、杉树皮夹板固定、中药内服外敷治疗的独特诊疗优势，将祖传医术发扬光大。至第四代传承人张绍富先生，张氏骨伤得到了跨越式发展，逐步形成了以"整体辨证、手法整复、杉皮固定、内外兼治、筋骨并重、动静结合、功能锻炼"为特点的骨伤诊疗体系。第五代传承人代表张玉柱执掌医院后，继承祖传接骨技法，吸收现代医学成果，引进现代医疗技术，开展全膝、全肩置换和全髋翻修术，断肢（指）再植、血管神经皮瓣移植等显微外科手术，使医院从单一治疗骨创伤疾病，扩展到能治疗各种骨、关节病，骨肿瘤和严重复合伤。

中医骨伤科学是祖国医学宝库中的重要宝藏，而整骨手法更是其中之精髓。作为国家级"非遗"项目的张氏骨伤疗法是富阳医药卫生界的骄傲。张氏骨伤代代相传，主要依靠口传心授，总结梳理、科学解读张氏骨伤疗法的内涵，给后人留下一些文字材料，有利于这一技艺的传承，十分必要。近年来，杭州市富阳中医骨伤医院已经出版了《富阳张氏骨伤诊疗技术》、《富阳张氏骨伤正骨复位与外固定技术》两本书，充分展示了张氏骨伤正骨手法和固定方法的要点和特色。由浙江省文化厅组织策划、杭州市富阳区"非遗"保护中心具体落实编撰的《富阳张氏骨伤疗法》，则从保护与传承的角度，对这一医术的历史渊源、主要内容、主要价值、传承现状、保护措施等进行通俗化阐述，更适合大众阅读。希望社会大众珍视这一宝贵的社会财富。

我们坚信在杭州市富阳中医骨伤医院全体医护人员的共同努力下，张氏骨伤疗法这项传承已久的中医正骨技术，将以它厚重的底蕴，为维护人民的健康，迸发出独有的生命力和创造力。

杭州市富阳区副区长　孙洁

一、概述

富阳张氏骨伤疗法始于清道光年间，已有170余年历史。它起源于浙江省杭州市富阳区上图山村，成名于东梓关，发展壮大于富阳城，是中医骨伤科重要的流派之一。2011年，张氏骨伤疗法列入第三批国家级非物质文化遗产中医正骨疗法扩展项目名录。

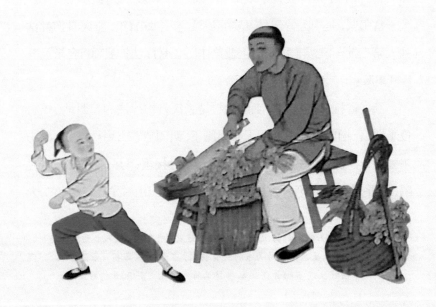

一、概述

富阳于公元前221年置县，1994年设市，2014年撤市改区。富阳张氏骨伤疗法[1]始于清道光年间，已有170余年历史。它起源于浙江省杭州市富阳区上图山村，成名于东梓关，发展壮大于富阳城，是中医骨伤科重要的流派之一。2011年，张氏骨伤疗法列入第三批国家级非物质文化遗产中医正骨疗法扩展项目名录。

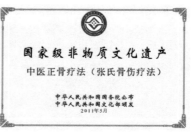

2011年，张氏骨伤疗法列入国家级非物质文化遗产中医正骨疗法扩展项目名录

[壹]渊源：习武之风衍生民间医疗

浙江省杭州市富阳区上图山村是张氏骨伤疗法的起源地。该村位于富阳、桐庐两县交界的天子岗脚下，西侧与老山坞村相邻；翻山东去五里，与龙门古镇毗邻；南与白石皎村接壤；与白石皎村一溪之隔，便是当今桐庐第一大村——深澳村。上图山村是场口镇第二大

---

[1]　富阳张氏骨伤疗法初起时没有名称，后来随着名气增大，被人称为图山伤科、张氏伤科，后迁至东梓关称为东梓关骨伤科，在浙北杭嘉湖一带流传甚广。现称张氏骨伤疗法或富阳骨伤，本书将名称统一为"张氏骨伤疗法"。

人口集聚地，有600多户人家，约2000人。站在村口仰头望去，甑山雄踞南面，屠山环抱西北，山中古木参天，坡上庄稼满地，村落连绵不断，宛若世外桃源。

站在村后山坡向东北方向远眺，富春江犹如一条碧玉带悠悠远去，十余里外富春江上的沙洲——东吴大帝孙权故里王洲瓜江村隐约可见。自古以来，这一带村民民风豪爽，桀骜不驯，好勇斗狠。

东梓关离上图山仅5公里，自明洪武十九年（1386年）设置巡检司，直至清亡，历朝不替。巡检司主要执掌训练甲兵、巡逻州邑、擒拿盗贼之事。旧时富阳地区常年设置的兵营，仅有东梓关巡检司一处，一旦发生战事，力量太弱不足以成事。因此，民间以武举武生员为骨干训练，以补充兵力不足。查阅东梓关许姓家谱，发现族规规定一家若生两个儿子，必须一个学文、一个学武。可见当时富阳练武风气极盛。场口、龙门、环山、东图一带村民习武之风盛行，跌打损伤在所难免，因此民间粗通伤科者不在少数。

当时各村之间山林、水源地边界错综复杂，大小纠纷此起彼伏，村落之间"打营阵"之势一触即发，动起手来一呼百应。械斗之后总不免伤者极多，医风也就盛行起来。当年的上图山村和周边几个村落相比，村民习武之风更甚，懂得三拳两脚者比比皆是，精壮拳师亦多。那些练拳弄枪使棒的人，手上都有一两张治跌打损伤的药方。

宋代著名外科医生陈自明认为，伤科形成与"下甲人"有关。"下甲人"是指那些从事士兵、拳师、武僧等职业同时又懂医术的人群。他们既能舞刀弄枪，又能正骨疗伤，往来于民间与军营。这种医技靠师授家传，具有武功治伤救治与正骨特色，在医疗界别具一格。

旧时正骨医生，多擅长武功；而擅长武功的又多能正骨。探究其中原因主要是两个：一是操练武功的人，平时容易受伤，时间久了，就熟悉救治方法；二是凡做正骨医生的，必须身强力壮，才能牵引错位，整复骨折，所以平素要多练习武功，只有让自己身强力壮才能胜任疗伤工作。两者互为因果，所以练功可以说是正骨医生的基础，是学医者必须做的功课。张氏骨伤早期几代传承人都是如此。

追溯骨伤医学史，早期的武伤科集大成者，当属明朝异远真人。他经过多年的民间搜集，再结合自己的临床经验整理出《跌损妙方》一书，其后的众多伤科学家皆宗其说。清代赵廷海《救伤秘旨》中记载了拳击伤和骨折整治方药、《十二时气血流注歌》、三十六大穴的图说和救治方药。而张氏骨伤科以经络学说、子午流注为依据，按穴治伤、按穴位加减用药的治疗方法以及方药的行气活血化瘀，与异远真人一脉相承，当属异远真人、赵廷海一派的武伤科。

[贰]沿革：代代相传名气越来越大

富阳素有"八山半水分半田"，桐庐县则为"八山一水一分田"。富春江横贯两县全境，整体地貌均以"两山夹江"为最大特征。这个地区各类草药应有尽有。相传黄帝时代在富春江畔的一座小山上，有一老翁结庐采药，广济百姓。有人问其名，他只是笑指桐树，因此被人称为桐君。他广知药性，著有《桐君采药录》等书，后世尊为药祖。

（一）桐君山畔中医氛围浓郁

在这样一个医风淳厚的山水人文环境中，以东梓关为核心，方圆十里，出现了二十多家中医世家。在上图山村最著名的有好几家。

陈家的陈品华、陈品一兄弟俩医术高超，以治疗由天花病毒引起的传染性疾患者见长，远近百里名气极大。村中自开一家中药店铺"松鹤堂"，外地开设分店，医道医风在远乡近邻中口碑极好。

詹家七代郎中，医术医风代代相传，至詹云熹一代，对治疗伤寒已相当精熟，与后来居上的骨伤世家张家交往密切，相互传授、切磋医学技术，互助友爱。

柴家擅长治疗眼科疾病。科班出身的柴云连以内科诊治独树一帜，与张家相互切磋，肝胆相照，取长补短，多无保留。

臧家则擅长儿科，其中有位医生是北京协和医科大学[1]毕业的。

---

[1] 民国时期初创时称协和医学院，后曾更名为中国首都医科大学、中国协和医科大学等，现为北京协和医学院。

　　张家治疗骨伤的独特医术闻名乡里。创始人张永积及其后代张士芳、张清高，一路行来，耕读传家，积德行善，尚武交友，谦虚好学，与左邻右舍和睦共处，有口皆碑。

　　因为医家汇聚，所以各地前来求医者络绎不绝。新中国成立前后，每天住在上图山村求医者总有四五十人，村里有专为病人而开的客栈。医药之村不仅集聚大量病人，也为医生之间相互学习医术提供方便。

　　据《张氏族谱》记载："宋靖康年间，张氏祖季列公扈驾南渡到杭州，任杭州提刑副使，与同族烈文侯宪相友善，因疏救宪忤秦桧，隐居于浦江。越三世至始祖千十一公由浦江而徙富春。张氏自千十一公迁富春之东山下，张氏拓址产业繁衍，其散处若横溪、若面山、若屠山（上图山），实为千十一公之支裔。"推算时间，上图山张氏家族自张氏始祖从杭州避祸经浦江而辗转富春，再到上图山定居，富阳一脉的张氏始祖千十一公，距今亦有800余年历史。

　　张氏家族骨伤医术在这片历史文化底蕴深厚、医道民风源远流长的风水宝地上汲取营养，从一棵小树苗壮成长为一棵参天大树，根深叶茂，代代相传，医术精进，自在情理之中。

　　张氏骨伤疗法起源于异远真人、赵廷海一派的武伤科。而根据其以杉树皮做夹板固定为特色，以手法复位、夹板固定、功能锻炼和药物治疗的学术特点，似又属唐代蔺道人《仙授理伤续断秘方》

一脉。

（二）张氏骨伤术有专攻

与中医骨伤科大多数流派一样，张氏骨伤疗法源自于习武之家。张永积生得精明强悍，自幼习武，功夫极深，是当地有名的拳师。他能文能武，颇有见识，有一套专治跌打的药方，常为左邻右舍及村中百姓开方治病。《张氏族谱》明确记录了张永积习医治病，尝试"割股"手术，为其大舅母治愈腿疾顽症的事例。由此可以认定张永积是有文字记载的第一代传人。张永积之子张世琰并没有治伤经历的记录，族谱中却记录了张永积侄儿张喜烈曾运用张氏"割股"之术。

张永积长孙张士芳五六岁时便开始练习拳脚功夫。把祖上相传的五虎、四门、施土、天罡、地煞等拳术套路练习得滚瓜烂熟，颇有心得。玩到尽兴时，索性把几套拳术重新编排自由组合，居然一气呵成，首尾相接，少有破绽。这一身扎实的童子功为他日后精研武功医术、自立门户打下了坚实的基础。张士芳常年习武健身，钻研祖传秘方，附近各村跌打损伤病人都上门求医。张氏骨伤正骨技术，在当地已小有名气。当年上图山村隔壁的桐庐县横溪村有一位著名的拳师周双成，曾追随少林武功高手"蚜虫婆"（捉虫拔牙的姑娘）三年，武艺精进，钻研医术，治病救人，方圆百里都知道他。周双成比张士芳年长11岁，两人成

了很好的朋友，相互交流了不少拳法、医方。数年之间，张士芳
不但拳术精湛，而且正骨疗伤技术也有了质的飞跃。张士芳勤学
苦练，博览古医书，精心研读《仙授理伤续断秘方》、《救伤秘
旨跌损妙方》等骨伤科专著，对骨伤病人开始采用杉树皮小夹
板正骨的实践。同时，他行走江湖，悬壶济世，广交朋友，切磋
医术。

杭州在南宋时便建立了国家制药管理所——惠民药局。张士
芳虚心好学，请教各路好手，博采众长，逐步形成了属于张氏的
医术和医道。

张士芳的长子张清高从小就受到良好的教育，老师是方圆几十
里闻名的内科中医师詹先生，不仅教授儒学精华，还传授不少医家
论著。张清高酷爱读书，习武学医，上山采药，玩枪打猎，样样
精湛。

张清高文武双修，为乡间奇才。他急公好义，在处理乡间事务中
颇有威信，再加上他整骨疗伤的高超医术，外地慕名前来求医问药、
结朋交友、拜师学艺者络绎不绝。张清高在民间搜罗了许多行之有
效的诊疗技术，他还改良了由张家祖传秘方精制而成的百草膏。百
草膏，当地老百姓称它大膏药，最早是用百余种中草药熬制而成，传
到张清高手上，他增减了一些草药，调整了一些配方，使膏药疗效更
好、更久了。

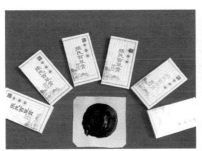

张氏自制制剂百草膏

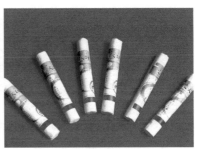

张氏自制制剂消瘀通络熏条（艾火针）

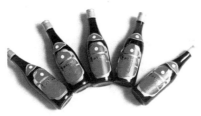

张氏自制制剂活血疏筋露（药酒）

　　张清高有三个儿子：张绍涌、张绍银、张绍富。三兄弟从小就学武功，都有一身好功夫，又有小学毕业的文化底子。大儿子张绍涌筋强骨健，勇猛精进，他攀崖登壁，负责上山采药，制作百草膏和艾火针等。二儿子张绍银，人称"白衣秀士"，新中国成立初在民间擂台比武中获胜，主要负责百草膏煎制，可惜英年早逝。小儿子张绍富随父坐诊。张绍富从小做事就有股子钻劲，性情温和内敛，遇事不愠不火，临场不急不躁，最适合当医生。此时的张氏骨伤科进入快速发展期。

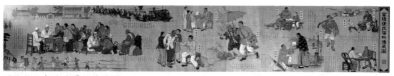

医院住院部张氏骨伤传承图

（三）张氏特色不断发展壮大

唐代骨伤大师蔺道人所著《仙授理伤续断秘方》是我国现存最早的一部骨伤科专著，分述骨折、脱位、内伤三大类病证，总结了骨折的治疗原则为：复位、夹板固定、功能锻炼和药物治疗。书中记载了复位前要用手摸伤处，弄清骨折移位情况，然后采用拔伸、捺正等方法整复移位。骨折复位后，将软布垫放在肢体上，再用适合肢体外形的杉树皮做夹板固定。

它对筋骨并重、动静结合的理论有更进一步的阐发。书中指出："凡曲转，如手腕脚凹手指之类，要转动……时时为之方可。"对开放性骨折的治疗、处理方法比隋代更进一步，用经过煮沸消毒的水将污染的伤口和骨片冲洗干净，然后快刀进行扩创，将断骨复位，用清洁的"绢片包之"，"不可见风着水"。该书还首次记载了髋关节脱位，将髋关节脱位分为前脱位和后脱位两类，采用手牵足蹬法整复髋关节后脱位。利用杠杆原理，采用"椅背复位法"整复肩关节脱位。

对内伤的治疗，采用"七步"治疗法，提出了伤损按早、中、晚三期治疗的方案。该书还重点介绍了骨折损伤内外用药经验,书中载方四十余则,用药的方法有洗、贴、糁、揸及内服法,为骨伤科辨证、立法、处方用药奠定了良好的基础。蔺道人的骨折疗法,反映了他的整体观念、动静结合、辨证论治的治疗思想。这种治疗观点以及他所运用的整复、局部外固定和练功、内外用药四大治法,成为以后一千多年中医治疗骨折的基本观点和方法。蔺道人的骨折疗法经过数代人传承和发扬光大,日臻完善。

而富阳张氏骨伤的诊疗特色——手法整复、杉树皮夹板外固定、中药内服外敷,与蔺道人的骨折治疗法一脉相承。

张绍富不仅医术精湛独到,而且医德高尚,深明大义。新中国成立之初,他毅然把祖传三代的张氏骨伤疗法的秘籍,包括所有的方剂与医技,完整地献给了国家。而正是这不同凡响的举动,成为张氏骨伤五十多年后实现巨大跨越关键的第一步。当时富阳县政府及有关部门,对张绍富及张氏骨伤这一民间医术极为珍视并给予扶持。

新中国成立初期,政府号召乡间郎中集中起来,更好地为病人服务。张氏骨伤疗法的第四代传人张绍富积极响应政府号召,于1954年9月,牵头成立了图山乡巡回医疗站,医疗站设在上图山村内一间约50平方米的房子里,共有医师5人,其中中医师3人,集体所有制,行政上隶属县卫生科。站里开设中医骨伤外科、中医内科、中草

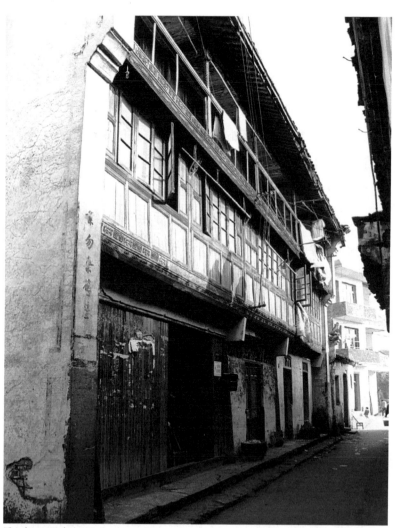

图山乡巡回医疗站旧址

药加工室等,诊疗方法主要运用徒手接骨复位,百草膏外贴,中药内服等。1956年3月,图山乡巡回医疗站改为东图乡中医联合诊所。因收治重伤员需要,诊所因陋就简,设置简易病床12张。从医人员有所增加。1958年11月,东图乡中医联合诊所改名为东图人民公社医院。负责人由时任中共东图人民公社委员会副书记汪志钧兼任,具体工作由张培春主持。1960年6月,东图人民公社医院改名东图管理区卫生所,负责人由时任东图管理区总支部委员会书记汪志钧兼任,具体工作由张培春(张绍富的大哥张绍涌之子)主持。同年10月,为方便病人就医,卫生所从上图山村迁至富春江边东梓关村的十房厅。

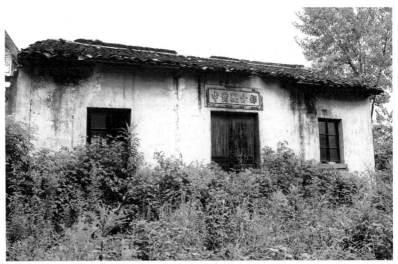

东图人民公社医院中药配方部

　　1962年，东图管理区卫生所改名东图联合医院，院长张培春。医院几易其名，但是集体性质并没有变。是年，医院着手新建院舍。

　　1963年，坐落在东梓关娄家山上的新院舍落成，医院迁入，面积434平方米，均为门诊用房。在原有的中医骨伤科、中医内科基础上，增设了西医内科、妇产科、化验室。

　　1973年，东图联合医院更名为东图医院。为了让张绍富更加专心治病，不要在行政事务上浪费时间和精力，组织上还调配他的大侄子张培春担任院长。张绍富则出任业务副院长。

　　东梓关是张氏骨伤疗法的发展壮大之地。20世纪六七十年代，东梓关几乎成了张氏骨伤的代名词。浙江一带不管谁伤了筋骨就会有人提议去东梓关看看。《杭州日报》是这样描写当时的情景的："上点年纪的人都会想起，富阳有个东梓关……那地方的张氏接骨治伤已有百余年历史，省内省外都有名气，杭州至东梓关的轮船几乎成了骨伤病人的专轮。"每当轮船靠岸，跑步到医院挂号的队伍排成长龙，成为当地的一道风景。到了70年代末期，富阳东梓关伤科已经名声在外，来自全国各地的骨伤病人络绎不绝。东图医院的院舍、设备已远远不能满足病人的需求。

　　从上图山到东梓关，张绍富在医院工作了整整27年。这期间，他专心于骨伤科医学的研究和实践，正骨手法愈发精益求精。他在中医辨证施治的理论上进行了大胆探索，百草膏研制技术也更加成熟，杉树皮小夹板更加符合人体生理机能，还发明研制了运用于活血化瘀的内服药酒"养血舒筋露"等特色药品。

张氏骨伤得以攀登现代医学的高地，得以走出国门，则是得益于改革开放。20世纪80年代，国家大力扶持中医药，并高瞻远瞩地提出发展方针："继承、创新、现代化、国际化。"1984年5月，为贯彻党的中医政策，进一步总结整理发展张氏中医骨伤医术，培养中医骨伤科专业人才，发展中医药事业，富阳县委、县政府决定以富阳东梓关张氏骨伤为基础，在富阳城区筹建"富阳县中医骨伤科医院"，从此医院开始了从小到大、由弱到强的跨越式发展。

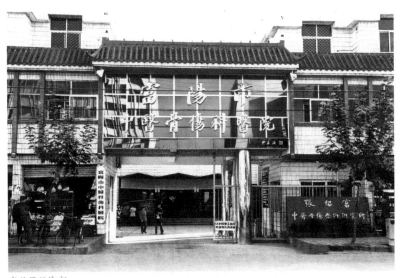

老院区门诊部

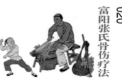

1985年9月，在富阳镇金桥乡沈家畈占地面积12480平方米的一期工程四层门诊大楼竣工。同年12月，县委宣传部下文，任命张绍富为富阳县中医骨伤科医院名誉院长，李学正为院长，黄朝龙为院党支部书记。1986年1月3日，富阳县中医骨伤科医院举行开诊典礼。至此，张氏骨伤事业跨上新的发展台阶。

1986年4月21日，富阳县人民政府下发《关于将富阳县中医骨伤科医院定为全民事业单位的批复》，从此，富阳县中医骨伤科医院性质变集体所有制为全民所有制，在编人员增加至70人。至1987年底，医院建筑面积达到7780平方米，开设中医骨伤科、整骨科、中药房、中医内科、西医外科、西医内科、西医房、放射科、化验室、注射室、换药室、门诊小手术室等科室。病床100张。医院在院舍及硬件配置上有了质的提升。从此，医院发展迅速，慕名前来就医的病人遍及全国各地，至2002年底，业务量从年业务收入68万元增加到6000万元，门诊量从开始的几千人增加到十万人，出院病人增加了二十倍，一跃成为杭州地区乃至浙江省颇有名望的骨伤科医院。

随着中医骨伤医疗事业的不断发展，城区扩大，城镇居民的增加，求诊病人的增多，原有院舍已经远远不能满足医院的发展。为更好地继承中医骨伤疗法和中医特色传统，方便病人就医，当时富阳市委、市政府和医院领导共同决策，决定易地新建院舍，其规模、配置及软、硬件等均按照三级医院标准设置。2003年12月23日，举行富阳市中医骨伤科医院新址开工典礼。2008年9月,占地面积214亩的新院落成并完成搬迁。新院固定资产达2.3亿元,总建筑面积56000平方米,其中门、急诊大楼14000平方米,病房大楼22000平方米,医技、教研楼800平方米,行政、后勤等附属用房12000平方米,

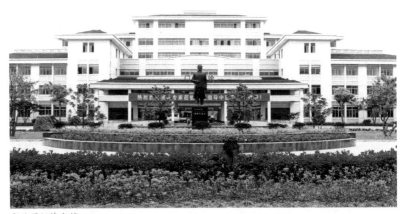

新院区门诊大楼

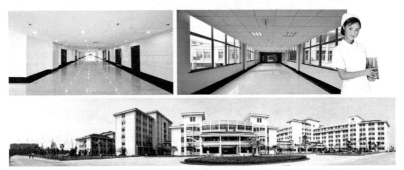

新院区全貌

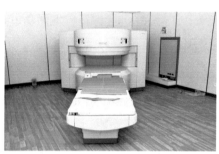

核磁共振机

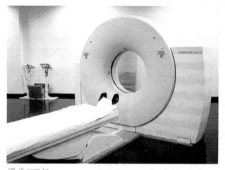

螺旋CT机

病床500张，成为全国占地面积最大的中医骨伤专科医院。医院采取"大专科、小综合"的策略，目前围绕中医骨伤专科开设10个病区500张床位，侧重于整骨、创伤、关节、骨病、脊柱、显微外科、康复等领域。设有急诊、麻醉、ICU、门诊等临床科室及检验、影像等医技、特检科室和中西药剂科，其中门诊设有中医骨伤、骨病、骨不愈合、风湿

痛、腰腿痛、颈椎病、外伤性截瘫、股骨头坏死等专科专病及针灸、推拿、小针刀、中医内外科、西医内外科、脑外科等科室。医院加大设备投入，添置了进口核磁共振机、螺旋CT机等一大批先进医疗仪器设备。

中医文化的元素也融入于建筑与环境之中。从高空俯视，整个医院酷似一个"合"字，彰显了中医天人合一的理念以及人与自然和谐统一的思想。进入医院的大门，你会看到园林式的建筑、气势恢

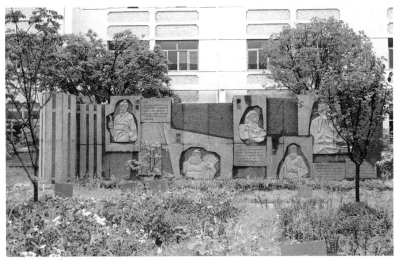

百草园文化墙

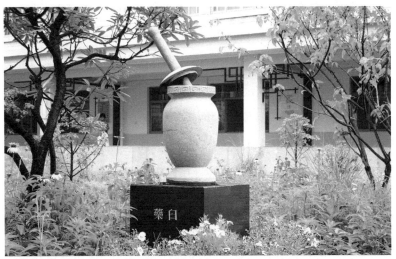

百草园小品

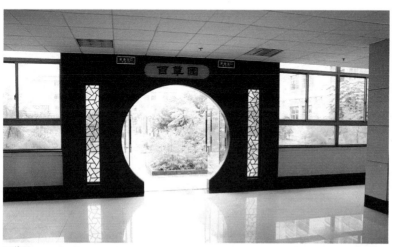

百草园

宏的壁画和富有特色的陈设，无不洋溢着浓郁的中医文化气息，百草园更是把《本草纲目》的内涵浓缩于庭院之中。

在硬件设施不断完善的过程中，富阳市中医骨伤医院（现为杭州市富阳中医骨伤医院）继承祖传接骨技法，融汇百家流派精粹，吸收现代医学成果，紧追时代潮流，将张氏骨伤推到了一个新的高度。

1995年，富阳县中医骨伤科医院被评定为浙江省二级乙等中医骨伤专科医院；1996年8月，被评审定级为浙江省中医正骨建设单位；1997年，被评审定级为浙江省二级甲等中医骨伤科医院；2001年5月，被定为浙江省中医正骨医疗中心；2002年，成为浙江中医学院教学医院，并被国家中医药管理局确认为"十五"骨伤重点专科建

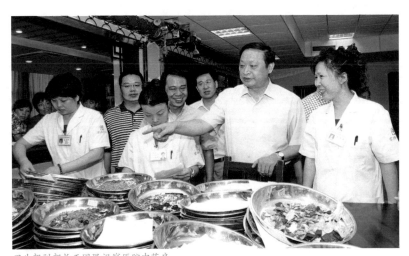

卫生部副部长王国强视察医院中药房

设单位；2007年，成为国家中医药管理局"十一五"骨伤重点专科建设单位；2008年，骨伤科被中华中医药学会授予首批"中医骨伤名科"称号；2009年，荣获全国医药卫生系统先进集体，同年7月，全国中医医院中医药文化建设经验交流会在富阳隆重召开，卫生部副部长王国强对医院成就给予高度评价。

2010年2月，浙江中医药大学附属富阳中医骨伤医院揭牌，标志着富阳有了第一家大学附属医院。2011年6月，张氏骨伤疗法被列为第三批国家级非物质文化遗产保护名录中医正骨疗法扩展项目。2011年，医院被评审定级为浙江省三级乙等中医骨伤专科医院；2012年，通过国家中医药管理局三级甲等中医骨伤专科医院评审。

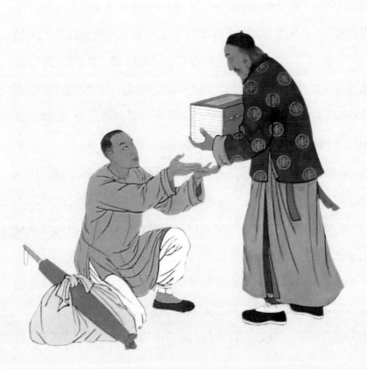

二、张氏骨伤疗法特色

富阳张氏骨伤的诊疗特色
为：手法整复、杉树皮夹板
外固定和中药内服外敷。

二、张氏骨伤疗法特色

[壹] 骨伤正骨手法

（一）正骨手法特点

中医骨伤科的诊疗方法可分为外治法与内治法两大类，手法是传统骨伤科治疗的首要方法。古籍《金疮秘传禁方》中就记载了手法正骨的运用："凡骨碎断，须看本处平正何如？大抵骨低是骨不曾伤损，左右看骨方是。损处要拔伸捺正，用药贴缚，要平正方是。"《医宗金鉴·正骨心法要旨》认为"手法者，诚正骨之首务哉"。而《伤科补要》对手法正骨的阐述为"以两手安置所伤之筋骨，使仍复于旧也"；"接骨者，使已断之骨合拢一起，复归于旧位也……使断者复续，陷者复起，碎者复完，突者复平，皆赖于手法也"。现代中医骨伤科学定义正骨复位手法为：医者用手或肢体其他部位进行技术操作，使移位的骨折端回复到解剖位或功能位，使脱位的关节恢复原位的手法。骨折整复的正骨技术与关节脱位整复的复位技术，两者一脉相承，同源共法，只是依据骨折或脱位的具体情况，部分适用病证有所不同，但其主要手法及其法理还是一致的。

富阳张氏骨伤手法以言传身教、父子传承、师徒代传而延续，并在临证实践中不断成熟与完善，在第四代传承人张绍富弘扬光大的基础上，第五代传承人代表张玉柱在传承的同时，注重创新，对张氏骨伤进行了理论总结，形成学术思想，对手法开展系统研究，进行整理与规范，促进张氏骨伤的进一步发展。张氏骨伤临诊重视手法，认为骨折脱位者"须用法整复归位"，遵循"手法者，诚正骨之首务"，认为手法的首要是"知其体相"，知晓患者的整体状态，对局部骨折脱位情况手摸心会，对骨折断端及周围软组织立体形象了然于胸，做到"知其体相，识其部位"，方能"机触于外，巧生于内，手随心转，法从手出"。

张氏骨伤整复时强调稳、准、巧、快，善用巧力，巧用劲力，而忌用蛮力、暴力，遵循远端对近端原则，整复时稳定骨折近端，施力于远端，并根据逆创伤机制，顺骨折移位通道整复，尽量避免整复对患者造成的二次损伤。实施手法时一般均不施行麻醉，找准作用力点，多个手法熟练地连贯运用，迅速而精确复位，达到"法使骤然人不觉、患未知也骨已拢"的境界，在"一句话的工夫"内迅速完成整复，极大地减轻了患者的痛苦，做到"法之所施，使患者不知其苦，方称为手法也"。张氏骨伤认为整复的目的在于恢复肢体与关节的功能，以免影响患者的工作和生活，故主张整复须尽量使骨折达到解剖复位，但反对为强求解剖对位而施以反复多次的手法，或滥用粗暴的手法及其他轻率的治疗方法。对因骨折畸形愈合而影响肢体与关节的功能者,应尽可能利用手法折骨再次整复,或采取其他措施矫正畸形,以恢复肢体功能。

(二)正骨十二法

富阳张氏骨伤在百余年的传承中,弘扬自身特色,又注重博采诸家精华,并为己所用,在《医宗金鉴·正骨心法要旨》所载"摸、接、端、提、按、摩、推、拿"正骨八法的基础上,梳理了正骨与复位的主要手法,总结为"张氏正骨十二法",其具体手法有:

1. 手摸心会

手摸心会即摸诊手法,为检查骨折和脱位的主要方法之一,贯穿于骨伤科的临床检查和正骨复位治疗的全过程。手摸心会是医者与患者的正式肢体接触,是医者全面了解骨折脱位的重要手段,也是医者取得患者信任的开始。所以在施行手摸心会时,动作要轻柔,尽量让患者的肢体保持原来的体位,减少疼痛刺激,减轻患者的恐惧感。一般医者以拇指、食指和中指为主,先轻轻摸捏远离骨折脱位的肢体处,了解相邻骨、关节及软组织损伤情况,待患者逐步适应后,再摸触骨折或脱位之处,全面摸清伤处和周围组织的压痛、肿胀、温度、畸形及异常活动等,全面了解损伤局部情况,辨别出骨折脱位的类型、轻重、移位方向及损伤范围等,再结合X线、CT等影像诊断结果,在医者脑海中形成清晰、立体的骨折或脱位影像,对骨折移位、组织损伤等情况了然于心。

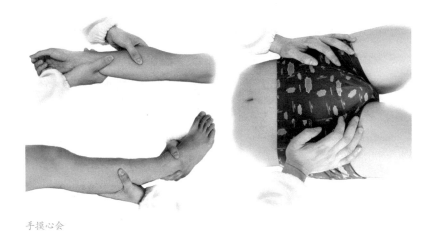

手摸心会

正如《医宗金鉴·正骨心法要旨》中"摸法"所述，在"用手细细摸其所伤之处"了解损伤详情后，还须辨明其"表里虚实，并所患之新旧也。先摸其或为跌扑，或为错闪，或为打撞，然后依法治之"。当然，不仅在施行手法之前，而且在正骨复位治疗过程中，全程均须注重手摸心会，以便动态地了解骨折脱位的解剖方位变化和复位效果。

在采用本手法时，医者要注意手法轻柔，防止造成继发性损伤。检查要认真细致，全面了解，不能仅局限于损伤之处而忽视相邻关节、周围肢体组织等，否则可能会造成漏诊。此处的摸法不仅仅局限于摸捏，还包含了挤压、叩击、屈伸、旋转等手法，如骨盆骨折时须采用挤压法来明确,股骨颈骨折时采用足跟纵轴叩击手法来诊断,关节骨折脱位时采用屈伸或旋转的手法来明确病情等。医者要非常熟悉正常人体解剖结构,并善于与健侧肢体进行比较,具备丰富的临床经验,即《医宗金鉴·正骨心法要旨》所说的"必素知其体相",才能达到"以手扪之,自悉其情"的境界。通过手摸心会,对骨折脱位有了确诊,才能施以手法,或牵或接,或端或提,对症治之,达到"机触于外,巧生于内,手随心转,法从手出"的目的。

2. 牵拉扶正

牵拉扶正是医者及助手轻柔地牵拉把持,在稳定患者受伤肢体的同时,轻柔地改变患者因疼痛而处的强迫体位,将患肢转置于功能体位或适合方便地进行手法正骨复位的体位的手法。此为手法治疗的前奏与基础,关系到其他手法的顺利施行。该手法施行时要注意在适度的牵引力量下,保持骨折脱位处的相对稳定,在肢体体位变动扶正时,不造成骨折脱位处的疼痛,从而减轻患者恐惧、焦虑的心情,提高患者的配合度。因此牵拉时忌用暴力,牵拉方向并非完全与正常肢体纵轴一致,如在关节脱位时,须维持其弹性固定下的关节畸形,按畸形肢体远端纵轴方向进行牵拉,并在牵拉下变动患肢体位,达到扶正目的。

另外,施行牵拉扶正手法时常需助手协助,医者在施行前应与助手和患者进行良好的沟通,让助手明白手法操作的步骤与关键,

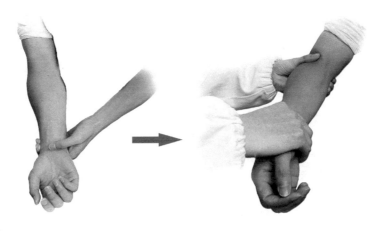

牵拉扶正

以达到医、助、患和谐一致的协同配合。手法正骨复位结束后，助手仍须施以牵拉扶正，保持复位后骨折脱位处的稳定，便于进行外固定等治疗。

3. 拔伸牵引

拔伸牵引是用手、脚、背等身体部位或器械等，对抗牵拉患肢近端、远端，使重叠、成角等移位的骨折端和脱位的关节头，在所施加的牵拉引力作用下恢复到原位的治疗手法。"欲合先离，离而复合"，拔伸牵引多沿伤肢轴向进行，徐徐牵引，由轻到重逐渐施以拔伸之力，使之复位，恢复生理轴线及长度。作用力与反作用力必定同时存在，故在骨折脱位远端肢体进行拔伸牵引时，一定会有反拔伸力作用于骨折近端。所以拔伸时须将患肢近端固定，可用布带系住患

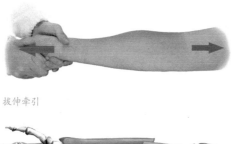

拔伸牵引

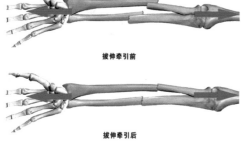

拔伸牵引前

拔伸牵引后

拔伸牵引示意图

肢近端和躯干于床上或墙上,也可利用患者自身重量牵引,目前临床多令助手反拔伸力牵引,有效地对抗拔伸力,克服肌肉的收缩力。清代赵廷海《救伤秘旨》所载"双手捉定患肘,脚踏其腋下,倒腰向后,徐徐用力拔伸断骨",即为医者在单人正骨复位时,用脚踩踏于患者腋下作反拔伸力。而元代名医危亦林首创的悬吊复位法治疗脊柱骨折,则是利用患者体重与悬吊绳作拔伸牵引之法。

拔伸牵引的力量以病人肌肉对抗力强度为依据,对儿童、老人及女性患者,一般拔伸牵引力不能太大;反之,对青壮年男性患者,尤其体力劳动者、运动员等,其肌肉发达,则需要使用大力强力牵引。对肌群丰厚的患肢,如成年人的股骨干骨折,一般手法整复及复位后稳定固定较为困难,则应结合骨牵引,以帮助矫正重叠移位。而肱骨干骨折,虽周围肌肉比较丰富,但上肢在重力作用下其重叠移位比较容易矫正，若拔伸牵引用力过度，常易引起断端分离移位。拔伸牵引手法为骨折正骨手法的根基，可直接复位或为下一步手法创造条件，且在施行其他手法时或整复后，仍须维持一定的拔伸牵引力，直到妥善外固定后方可终止。

拔伸牵引并非一成不变，要求顺势而为，按正骨复位的进程而改变力量、方向等，其间可配合其他手法施治。例如肱骨髁上骨折、股骨髁上骨折等，手法治疗时不可盲目伸直关节进行轴向牵引，而应屈曲关节拔伸，否则骨折断端会因远端肌肉牵拉力加大而造成骨折复位困难及血管神经继发性损伤。

4. 推压捏挤

推压捏挤为医者根据患者受伤肢体的粗细不同，分别在患处同一水平面上用手掌做相对推压或用手指做相对捏挤，进行正骨复位的手法。其原理是在相对的方向，在断端间施以推压或捏挤之力，使骨折处产生向轴心挤压的合力，从而使分离的骨折端或骨折片得到复位。对粗大的骨骼，如骨盆分离骨折、股骨干骨折等，医者用双手掌分别对向推压骨折脱位的近远端进行复位；对细小的骨骼，如尺桡骨骨折、胫骨螺旋形骨折或骨折处骨片分离等，医者则采用单手拇指与食指等，在断端同一水平面上进行对向捏挤以纠正移位，恢复断端的对合。在手法治疗时，由于伸屈肌力量优势，施以拔伸牵引手法后，在关节活动方向的移位（如股骨的前后移位、桡尺骨的掌背移位等）易于复位，而与关节活动方向垂直的侧方移位往往难以复位，此时在拔伸牵引基本矫正断端的重叠移位后，可用推压或捏挤手法纠正侧方移位。

推压捏挤手法在脱位治疗上，多用于微动关节或小关节的复位。如骶髂关节脱位、耻骨联合分离、下胫腓联合分离等，可用推压手法复位；对指间关节脱位、下尺桡关节脱位等，则用捏挤

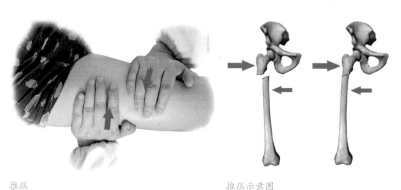

推压　　　　　　　　　　　推压示意图

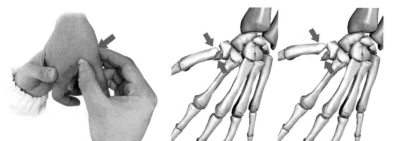

捏挤　　　　　　　　　　　捏挤示意图

手法复位。

推压捏挤的作用点要选择准确，确保相向的作用力分别位于骨折端的近端与远端，否则会造成骨折的更大移位。推压法用力较大，捏挤法多用巧劲，均可反复多次施行。其相当于《医宗金鉴·正骨心法要旨》所提的"接法"的一部分，骨折后"或碎而散乱，或歧而傍突"，采用手法"徐徐接之，使断者复续……碎者复完，突者复平"。

5. 端提捺正

该手法在医者相同手势下，依据不同的作用力分为捺正法与端提法。捺正为针对骨折移位突起的骨折端和脱位的关节骨，用力重按的复位手法，用力方向多由上往下，由近到远，顺势而为；端提法为针对骨折移位凹陷的骨折端或脱位的内陷关节骨，用力提拉托顶的复位手法，其用力方向多由下往上，或从外向内，由远到近，医者施以提、收之力。

端提捺正法须在拔伸牵引后施行，此时骨折处短缩移位、旋转移位、成角移位得到改善，如关节脱位，脱位的关节头在拔伸牵引后接近关节盂缘，此时施行端提捺正手法可即刻奏效。此手法多用于横形、短斜形、螺旋形骨折有侧方移位、成角移位情形，也可用于肩肘关节脱位、足掌趾指关节脱位等。

其中侧方外突移位多用两点捺正法，医者一手按住骨折近端，

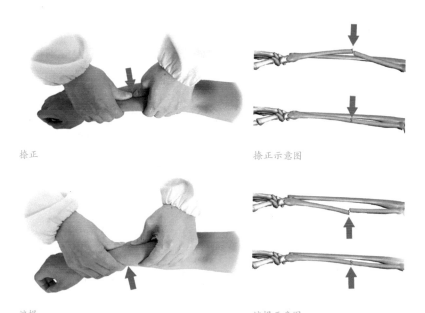

捺正 　　　　　　　　　　　　　　　　捺正示意图

端提 　　　　　　　　　　　　　　　　端提示意图

另一手用力按压外突之骨折远端，使其向纵轴线靠拢，最终使骨折近端、远端轴线连成一线，达到复位。根据杠杆原理，捺正点应处于最高突出点，即近骨折断面处，此时作用力最大，易于复位。而新鲜或陈旧性成角移位则采用三点捺正法，以医者为参照，成角开口背向医者的，采用按压捺正手法，医者两拇指用力按压成角顶点，两手其余手指分别握于远离骨折线的同一骨干近远端，作反压力对抗，纠正成角畸形；如成角开口面向医者，则两手分握断端近远端，以双手掌根端压、手指用力端提复位。也可利用布带等器具进行提

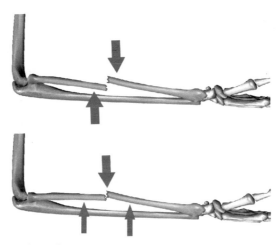

三点捺正示意图

拉复位。三点捺正时要注意控制力度，防止因过分用力而矫枉过正，造成与原成角方向相反的成角移位，或使仅为成角的青枝骨折造成完全性骨折。正如《医宗金鉴·正骨心法要旨》所云："必量所伤之轻重浅深，然后施治。倘重者轻提，则病莫能愈；轻者重提，则旧患虽去，而又增新患矣。"

与推压捏挤法相同，其手法亦为《医宗金鉴·正骨心法要旨》中"接法"的一部分，骨折脱位后"歧而傍突"、"折而陷下"，采用手法后"突者复平"、"陷者复起"。实施手法时，在拔伸的基础上，医者以一手或双手将患者骨折断端或关节脱位外突之骨按压捺正于原位，或将凹陷之骨端提复位，从而使骨折后骨断端所产生的分离、重叠、成角畸形、侧方移位及关节脱位等情况得到矫正。

6. 屈伸展收

屈伸展收指通过对关节的被动屈伸或展收活动，利用肌肉、韧带或关节囊的牵拉作用或铰链作用,使移位的骨折块或脱位的关节骨受牵拉而复位的手法。本手法用于关节脱位、关节内骨折或邻近关节的干骺端骨折的整复,也可用于松解陈旧性骨折或脱位的周围软组织挛缩和关节内粘连。除了常在拔伸牵引下进行屈伸展收复位外,在关节内骨折时,使复位后的关节面通过一定应力下的关节被动屈伸展收活动,完整的关节骨头部对复位后的关节臼部进行"研磨",通过磨造塑形使关节面恢复平整;另外对一些屈、伸、展、收肌的肌腱附着部位骨块的骨折,屈伸展收关节时,骨折块会随着所附丽肌肉的收缩与松弛而发生移位活动,从而利于进行手法整复。如肱骨外上髁Ⅳ度骨折,手法复位时用力屈曲腕关节,可使前臂伸肌总腱紧张,对骨折片造成牵拉,再配合将肘关节内收手法扩大外侧间隙,就能把嵌入关节的骨块拉出,此后再背伸腕关节使前臂伸肌总腱松弛,施以推压捏挤手法,即可复位骨折。明代王肯堂《证治准绳》所说脱位复位时"骨出向右,则医用左手拔入,一伸一缩,摇动二三次",即为此手法。

　　另外,近关节骨折容易发生成角畸形,这是因为骨折后短小的近关节侧的骨折远端受单一方向的肌肉牵拉所致。此类骨折单靠拔伸牵引不但不能矫正畸形,而且因牵引力量越大,所附丽的肌肉产生的拉力也越大,造成成角移位也越大。对单轴性关节(肘、膝)周围骨折,只有将骨折远端连同与之形成一个整体的关节远端肢体共

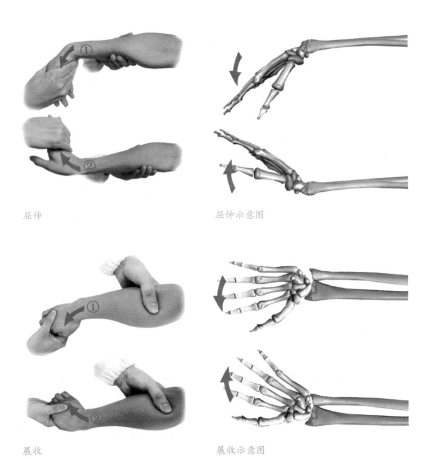

屈伸   屈伸示意图

展收   展收示意图

同牵向骨折近端所指的方向,成角移位方能矫正。如伸直型肱骨髁上骨折,需要在牵引下屈肘整复,而屈曲型肱骨髁上骨折,则需要在牵引下伸肘方能进行复位。对多轴性关节(如肩、髋关节)周围骨

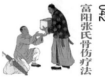

折, 一般可有水平面、矢状面、冠状面三个平面上的移位, 复位时除了伸屈外, 还须行展收法, 要改变多个方向才能将骨折整复。

在施行屈伸展收手法时, 注意动作轻柔, 关节活动度依据骨折脱位具体情况相应地进行控制, 防止过度活动造成新的移位或损伤。针对关节内骨折复位后关节面不平整进行关节面磨造塑形复位时, 须对骨折块进行临时保护, 防止磨造时骨折块发生过度移位; 同时关节屈伸范围不宜过大, 可在小范围内反复多次进行活动。关节脱位多须施以本手法复位, 脱位复位后应再施行适度的屈伸展收, 不仅可以检验关节脱位复位与否, 而且可以使关节周围软组织得以恢复原位。对于陈旧性关节脱位或围关节骨折, 通过施行本手法可以松解关节周围软组织挛缩和关节内粘连, 便于下一步复位手法的安全施行。

7. 夹挤分骨

为医者指尖置垂直于两骨平面的两侧, 在两骨中间轴线上, 对指夹挤揳入骨间隙, 将两骨或多骨并列部位骨折脱位处缩小的骨间距扩大或恢复正常, 并同时使移位之骨复位的手法。临床最常用于尺桡骨骨折, 也用于掌骨、跖骨、胫腓骨骨折等。骨折时因受骨间膜或骨间肌作用, 并列两骨的骨折端向骨间轴线成角移位, 造成如X、K形等的移位, 导致骨间距狭窄。这种移位如不能复位, 易形成骨桥, 将严重影响肢体的旋转功能。采用夹挤分骨法, 使靠拢的骨端

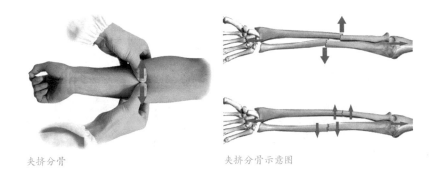

夹挤分骨　　　　　　　　　　　　夹挤分骨示意图

分离，矫正成角移位，恢复正常的骨间距。

　　用本手法治疗关节脱位时，多用于腕部和足部，当腕掌关节或跖跗关节脱位，而且脱位处于第2—4掌骨或跖骨之间时，医者可在拔伸牵引下施以本手法进行复位。施行夹挤分骨法时一般均在拔伸牵引下进行，但要注意牵引力量不可过大，否则会因肌肉紧张而难以施行分骨。分骨时要两手手指指尖作对指夹挤，不可用力扣挤皮肤，不然会造成皮肤损伤。

8. 环抱扣挤

　　环抱扣挤为将粉碎性骨折分散移位的骨折块，或分离脱位的关节头向心性聚合靠拢复位的一种手法，多用于粉碎性骨折分离移位的骨折块复位。医者用双手掌对合环抱骨折处，施以扣压挤按之力使骨折块靠拢复位。施行手法时医者可以明显感触到骨擦感，正骨复位后原来增宽、增粗而肿胀畸形的骨折处可以得到明显的改善。

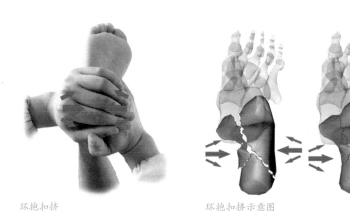

环抱扣挤　　　　　　　　　环抱扣挤示意图

如跟骨粉碎性骨折的骨折块向内侧外侧移位，造成跟骨体增宽，采用环抱扣挤法用双手掌掌根部，从内外两侧环抱足跟，用力扣挤即可复位骨折块。另外也可用于肱骨髁间骨折、胫骨平台骨折、多发性跖跗关节脱位等的复位。

9. 成角反折

成角反折指将重叠的骨折端推顶为成角移位，使两骨折端背向成角侧的皮质骨或断面相抵触，再从成角的顶角处施压反折，消除成角而获得断端复位的一种手法。该手法适用于横断骨折有短缩重叠移位，虽经拔伸牵引手法，但因短缩严重或病程较长，无法将短缩移位完全矫正者。因其持续重叠移位，所以无法采用端提捺正等手法进行正骨复位。正骨复位时助手用力拔伸后改轻力牵引，医者两手分别握持骨折近端、远端，先对骨折端进行推压或端提，使之形成成角移位。成角的方向应选择为骨折端突起的最高点，其间结合侧方捏挤等手法，使医者成角作用力的方向、骨折近端和远端三者处在同一平面上，即在施力的方向上无侧方移位，与重叠平面一致。成角的程度一般须达到30°—60°，至成角开口面断端骨皮质相连、断面相抵触为止。此时医者在反成角方向，用双拇指用力按压成角的顶点作杠杆的支点，其余手指分别作拇指的反向作用力，将骨折处复直还原即可复位。也可采用相反的成角折顶，医者两手环握骨折近端、远端，先用双拇指用力挤压骨折处，加大成角骤然反折，待断端皮质骨相抵触后，医者在患肢对侧用其余手指用力端提复位。同法，也可进行侧向的成角折顶复位。

　　成角反折手法在治疗关节脱位时，多用于掌指关节、指间关节和跖趾关节、趾间关节等。这些关节脱位时，由于关节囊破口较小，

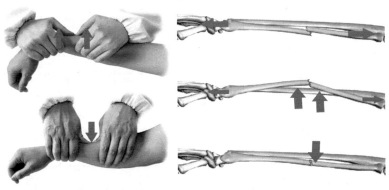

成角反折　　　　　　　　　　　成角反折示意图

关节头从破口脱出后，其颈部被关节囊破口嵌顿锁住，一般常用的拔伸、捻正、屈伸等手法无法使之复位。此时须行成角反折手法，将远端骨向脱位方向推挤加大成角与脱位，配合回旋反绕与摇摆等手法，使关节囊破口扩大，周围痉挛的肌肉、关节囊等松弛，从而使关节头从嵌顿中解脱，最后采用拔伸牵引、捻正、屈伸等手法复位关节。

运用成角反折手法时要注意防止血管神经损伤，如预计成角顶角处有重要血管神经通过，可先用捏挤手法将断端重叠面旋转成一定角度，使重叠成角平面避开血管神经，再施以成角反折手法。另外为防止皮肤损伤，成角部位应尽量选择肌肉丰富处。

10. 回旋反绕

回旋反绕指对有旋转移位的骨折或脱位的伤肢远端向逆损伤移位方向进行旋转绕解，从而获得骨折复位或解除软组织嵌顿锁扣的手法。另外回旋手法也包括对肢体的旋转，如旋前旋后、内旋外旋等。回旋反绕手法常用于：①斜形、螺旋形骨折骨皮质背靠背移位。②旋转移位骨折，如肱骨干骨折。③部分关节内或近关节干骺端骨折，如肱骨内上髁骨折翻转移位。④骨折端有软组织嵌入，阻碍复位。⑤陈旧性骨折畸形愈合或骨不连断端硬化，施以手法折骨时，或伴有关节僵硬正骨前松解关节。⑥部分关节脱位，如髋关节脱位、肩关节脱位的旋转复位，如掌指关节脱位关节头嵌顿时复位。

当斜形、螺旋形骨折骨皮质背靠背移位时，医者先与助手作大力拔伸牵引，以松解断端周围软组织。然后令助手握持固定骨折近端，医者持骨折远端并保持轻度牵引，依据骨折部位肌肉附丽点等解剖结构，或参照X线片结果，初步判定骨折旋转方向。医者持捏骨折远端根据判定的旋转方向作轻度试探性旋转，如方向正确，旋转时手感较松，无软组织阻挡感，其即为骨折移位的原始径路；如有阻挡感，则为旋转方向错误，改为反向旋转。明确移位径路后，医者将骨折远端沿此径路回旋，将骨折远端反绕回原位，即可矫正背靠背移位，使骨折面对合，再施以推压捏挤等手法使骨折面接触紧密，即可复位。当骨折断端间有软组织嵌入阻碍复位时，除采用上述手法进行回旋反绕外，医者还可反复旋转骨折远端，利用旋转后软组织的张力改变而使其从断端间隙逸出，此时再施加叩击推顶手法即可感受到断面相触而发出的骨擦音、骨擦感。

在应用于关节脱位时，不同部位的旋转轴可能不同。如肩关节

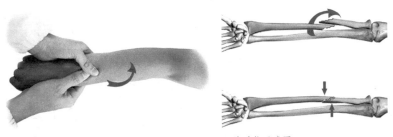

回旋反绕   回旋反绕示意图

脱位复位时，在拔伸牵引后肱骨头处在关节盂缘，此时施以外旋肱骨干的手法就能将肱骨头转入复位，此手法以肱骨干轴为旋转圆心；如桡骨头半脱位采用回旋法复位时，以尺骨为旋转主轴，将桡骨头回旋至上桡尺关节复位；如髋关节脱位复位时，采用拔伸牵引下髋关节以"？"形法进行回旋复位，此为以股骨头为圆心作额状面的旋绕复位。

在使用回旋反绕手法时应注意，拔伸牵引力量要适度，如用力太重，会造成肌肉紧张无法回旋反绕；如用力太轻，回旋时不易感受到骨折的软组织移位径路，且可能造成骨折端插入肌肉或使肌肉嵌入断端。回旋时骨折端应紧贴骨皮质旋转，防止造成血管神经及软组织的继发性损伤。关节脱位采用大范围旋绕复位时，应在拔伸牵引下关节头接近关节盂后进行，这样能减少旋转中关节头的活动范围，减少对周围软组织造成的损伤。

11. 摇摆触碰

摇摆触碰是通过对骨折断端间或脱位关节进行反复小幅度的垂直于骨干方向的摇摆或平行于骨干轴线的纵向触碰来复位的一种手法。主要应用于骨折整复后纠正残存移位、复位部分关节脱位和检查判断复位情况，主要应用包括：①骨折断端复位后尚存有轻微移位，或断面因有骨锯齿阻碍而断端间无法紧密咬合时，通过本手法进行进一步复位，消除断端间的间隙。②陈旧性骨折畸形愈合、骨不连、假关节形成，进行手法折骨治疗时，通过反复的摇摆使周围软组织松弛，断端分离，再经多次断端间的触碰，使断端间造成微小的新鲜骨折面，利于骨折的整复与愈合。③关节内或关节周围骨折，以及部分关节脱位，通过摇摆触碰手法，能松解关节周围软组织，使脱位或轻度移位的骨折块在软组织牵拉下复位，或在触碰后可恢复关节的平整，这与屈伸展收手法有异曲同工之妙。④骨折脱位整复后检查复位效果，通过摇摆触碰，可明确断端的复位情况，

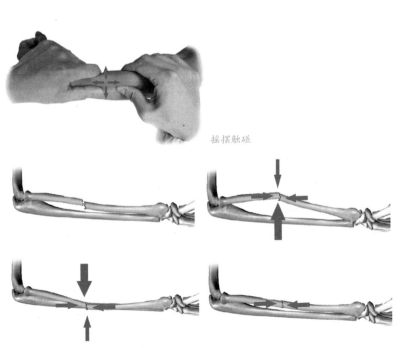

摇摆触碰

摇摆触碰示意图

判断其稳定情况。

施行手法时，助手握持骨折近端并固定，医者持骨折远端，反复作小范围的摇摆与触碰活动。新鲜骨折复位后，医者可用双手分别在前后向、内外向对捏断端，将断端保护稳定后，再双手一起在同一方向进行摇摆，纠正尚存的轻度移位；如有断端分离，可同时令助手持骨折远端向近端轻轻触碰、推顶。注意初步复位后施行本手法时，不可过分用力，须同时用手法稳定断端，防止骨折处再移位。横断骨折可在轴向用力推顶触碰消除分离移位，而斜形、螺旋形骨折应在牵引与侧方应力下施行摇摆与触碰手法。

12. 叩击推顶

叩击推顶是通过对骨折邻近关节轴向叩击或推顶骨折近端、远端，将分离移位的骨折断端向骨折线尽量靠拢复位的手法，也谓"合骨"之手法。明代王肯堂《证治准绳》所载治疗髌骨骨折分离移位，"凡膝盖骨损断，用手法捺进平正"，即为分别从近端、远端向骨折线推顶骨折块进行合骨复位。除了髌骨骨折，叩击推顶手法还用于尺骨鹰嘴骨折、肱骨等骨折分离移位等。肱骨干骨折由于远端受肢体重力作用，会出现分离移位。复位时助手一手握持稳定骨折近端，另一手扶前臂保持屈肘90°。医者握住肱骨远端，沿肱骨轴线向上推顶复位，使两断面相触，再握拳在肘部作纵向叩击，使两骨折端相互嵌插吻合，可以加强复位后的稳定性，并有利于促进骨折愈合。此法也可用于检查横断骨折的复位情况，如复位后两骨折端已大部分对合，采用推顶或轴向叩击时，医者可以明确感觉到断端有相互抵触感，推顶叩击时有反馈力，不会有空虚感，伤肢也不会短缩。

本手法在处理关节脱位上使用较少，当关节周围骨折合并关节脱位时，偶有用之。如肱骨外科颈骨折伴肩关节脱位，当肱骨头脱位难以复位时，可先复位将两断端相对，临时稳定住肱骨头后，将肱骨远端推顶复位，再在肘部多次轴向叩击，使断端紧密相嵌插，随后利用复位后延长的肱骨杠杆力臂，撬动肱骨头一起复位滑入关节盂中。

在施行本手法时应注意，在复位近关节骨折时，应同时采用

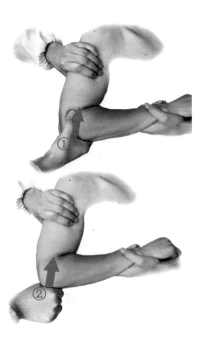

叩击推顶

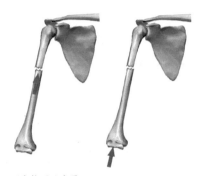

叩击推顶示意图

屈伸展收手法，使附丽于骨折块的肌肉处于松弛状态，方便分离骨块的复位。施用手法时要固定骨折近端，推顶下以远端触碰近端，要有骨触碰感出现方可，避免断端间隙有软组织嵌入。作轴向叩击时应环抱或捏挤断端临时固定，以防叩击后出现成角移位等。斜形、螺旋形及粉碎性骨折不适宜采用本手法。

除上述张氏骨伤正骨十二法外，在复位后张氏骨伤疗法还注重理筋手法，根据"骨错则筋挪"的原理，采用捋、揉、按、摩等手法，进行顺筋理骨，使骨折周围损伤的筋脉得到恢复，减轻痉挛，消除疼痛，达到行瘀活血、理气通络之功效。

关节脱位的复位除上述手法外，尚有其他手法，如足蹬膝顶法，通常医者一个人复位，在充分拔伸牵引脱位肢体的基础上，采用足蹬或膝顶关节处作反拔伸力进行复位，常用在肩、肘关节脱位以及髋关节前脱位等。又如杠杆复位法，是利用杠杆支点进行复位，其复位力量较大，多用于难以整复的肩关节脱位或陈旧性脱位。采用圆木棒或椅背等作支点，患侧腋窝处以棉垫保护，医者双手握住腕部，并外展40°向下牵引，解除肌肉痉挛后内收肢体，利用杠杆支点复位。整复陈旧性关节脱位，外展角度须增大，充分屈伸展收和摇摆关节，以松解肩部粘连。本法因支点与牵引力量较大，活动范围亦大，故如有骨质疏松和其他并发症应慎用，并注意勿损伤神经及血管。

　　另外, 除了用上述手法进行正骨与复位治疗外, 对一些特殊类型骨折, 或不稳定骨折, 张氏骨伤也会采用皮肤牵引、骨骼牵引的方法, 结合手法整复进行联合复位。复位后继续施用皮肤牵引或骨牵引, 结合杉树皮夹板进行外固定治疗。

正骨与复位注意事项:

　　(一)闭合手法整复的注意事项

　　1. 应用手法时目标明确, 步骤清晰, 择其二三, 辨证施用。各手法连贯交汇, 互有穿插, 不作停顿, 一气呵成。达到复位要求立刻停止操作, 否则, 会增加骨、关节与周围软组织的损伤, 使肿胀更加严重, 再复位也难以成功, 而且还会加大并发症风险, 影响骨折脱位的稳定与愈合。

　　2. 整复时密切注意患者全身与局部损伤情况, 如有危及生命的并发症存在, 以抢救生命、保存肢体为要务, 手法整复须暂缓, 可用外固定或牵引等方法使骨折脱位处保持稳定, 在保证无血管神经损伤前提下, 待病情好转后再作治疗。但为保证整复的成功施行, 一般要求在骨折后14天内必须施行整复, 儿童骨折与脱位更应尽快整复。

　　3. 整复计划周密, 各种药物、器具及外固定材料准备充分。整复场所还须根据病情准备好急救用品, 一旦在整复过程中发生意外,及时进行抢救。医者、助手和患者在整复前要有良好的沟通，取得最佳配合。施行手法时，医者与助手应熟悉病变，通过手法触摸，辨明骨折脱位的程度、方向、性质等。医者、助手对手法操作步骤娴熟，步调一致，配合密切。选择有效的整复手法，如脱位伴有骨折者，多先复位脱位，再行正骨治疗。

4. 张氏骨伤整复强调快而准，一般不施行麻醉。但如患者伴有心脑血管等疾病，或属特殊体质对疼痛刺激耐受力差，可根据患者具体情况，选择有效的止痛或麻醉方法。对多次复位后失败的脱位或部分骨折，如再次整复也应施行麻醉，以使损伤周围肌肉高度松弛及患者无疼痛感觉后进行。如选用麻醉，尽量选用对全身影响小的麻醉方式，如血肿内局部麻醉，如上肢采用臂丛神经阻滞麻醉，下肢采用腰麻或硬膜外神经阻滞麻醉，尽量不采用全身麻醉。

5. 抓住整复时机，只要全身整体情况允许，整复时间越早越好。骨折后半小时内，局部疼痛、肿胀较轻，肌肉尚未发生痉挛，最易复位。伤后4—6小时内局部瘀血尚未凝结，复位也相对较易。一般成人伤后14天内可考虑手法复位，但时间越久复位越困难。

6. 固定是骨折脱位整复后巩固疗效的重要措施之一，复位后须将肢体固定在功能位或骨折、关节稳定的位置上，这样可减少出血，使损伤组织迅速修复，预防骨折脱位复发和并发症发生。

7. 注意避免医者和患者受X射线的辐射伤害，整复、固定尽量避免在X线透视下进行。如确实因病情需要，应注意做好防护，尽可能缩短治疗时间。在整复后常规拍摄正侧位X线片复查，以了解治疗效果。对孕期妇女，应尽可能避免X线摄片。

8. 闭合手法整复标准：理想的复位是达到解剖或近解剖复位，就是骨折经整复后，基本恢复到原来的解剖形态，这是最为理想的骨折复位标准，尤其是关节内骨折及特殊部位的骨折及关节脱位，更应达到这种复位效果。如经整复后，两骨折段虽未恢复至正常的解剖关系，但在骨折愈合后对肢体功能无明显影响者，称为功能复位。手法整复应至少达到功能复位的要求，其复位标准为：①骨折部位的旋转移位、分离移位必须完全矫正。②短缩移位：成人下肢骨折短缩移位不应超过1cm，上肢不应超过2cm。儿童处于生长发育期，下肢骨折短缩在2cm以内，若无骨骺损伤，在生长发育过程中能自行纠正。③成角移位：与关节活动方向一致的轻度成角移位，日后可行塑形矫正。与关节活动方向垂直的成角移位，不能自行塑形，必须于复位时完全矫正。如下肢骨折轻微地向前或向后成角，日后可在骨痂改造期内自行矫正。向侧方成角移位，日后则不能矫正，必须完全复位。肱骨干稍有畸形，对功能影响不大；前臂双骨折则要求对位、对线均好，否则影响前臂旋转功能。④侧方移位：长骨干横形骨折，骨折端对位至少达1/3，干骺端骨折至少应对位3/4。

（二）不适合使用手法正骨的患者

1. 骨折手法正骨禁忌证

骨折时进行闭合手法正骨术的主要禁忌证有：①开放性骨折。②感染性或破坏性的移位病理性骨折。③失血性休克或有其他危及生命的损伤存在须立即抢救治疗的患者。④骨折合并有严重的血管神经损伤可能，或脊柱骨折椎管内较大占位者。⑤多次手法正骨失败者。⑥患处有严重皮肤疾病者。⑦患有无法耐受闭合正骨治疗的疾病（如严重心脑血管疾病、癫痫等）者。⑧手法正骨后无法进行稳定的或长期的外固定者。

2. 脱位手法复位禁忌证

关节脱位闭合手法复位术的主要禁忌证有：①开放性脱位。②病理性脱位。③先天性脱位已超时限。④陈旧性脱位关节僵硬伴有严重骨质疏松。⑤伴有严重血管、神经损伤。⑥多次手法复位失败。⑦患者无法耐受手法复位治疗或复位后无法将关节维持稳定。

[贰]杉树皮固定技术

（一）张氏骨伤外固定特色

手法整复、伤膏外敷、杉树皮外固定是张氏骨伤疗法的整骨特色，而杉树皮夹板固定结合橡皮胶布螺旋绕缚法则是张氏骨伤疗法的外固定特色，是一种非常符合人体生理和生物力学的固定方法，是对夹板夹缚方法的创新。

固定是骨折治疗的重要环节，为了保持整复效果，需要有效的固定来创造骨折愈合所需的相对静止环境。张氏骨伤疗法采用自制的杉树皮夹板用于外固定，根据四肢不同骨折部位修剪制作相应的杉树皮夹板，并根据固定肢体的不同外形进行量身塑形，使夹板既能服帖于肢体，不对骨突部位造成过度压力，又能达到稳定有效的固定。

在骨折整复后，局部敷贴张氏伤膏，以桃花纸包绕肢体作为内衬，根据骨折类型决定是否放置棉压垫，骨突部位放置棉花衬垫以避免压伤。然后放置杉树皮夹板，初期夹板的长度一般须超邻近骨折端的一个关节，避免因为关节的活动而造成骨折再移位。后期可适当缩短夹板长度，解放骨折邻近的关节，进行功能锻炼，有助于患肢功能的早期康复。

夹板一般为四块，分别放置在肢体的前、后、内、外侧，宽度以伤肢周径的1/4减去1—1.5cm，并根据肢体的不同部位修剪成不同的宽窄与外形。

放置夹板后，以橡皮胶布从近端向远端螺旋形环绕夹缚固定，其后用绷带卷再作螺旋形环绕绑扎固定，最后再用橡皮胶布条螺旋形绕缚固定。本固定方法利用胶布、绷带螺旋形绕缚后对夹板产生约束力, 夹板将此约束力作用于断端产生固定力, 结合压垫对骨折断端防止或矫正成角畸形和侧方移位的效应力, 软组织对骨干的"夹板"作用, 协同肢体肌肉收缩活动时产生的内在动力, 共同构成一个局部外固定力学系统, 使肢体因骨折所致的不平衡得到恢复。利用夹板外固定的杠杆来对应肢体内部的杠杆, 通过夹板外固定把肌肉收缩活动造成骨折移位的不利因素转变为稳定骨折、矫正残余畸形以及对骨折端施加生理应力, 促进骨折愈合的有利因素。外固定后将伤肢置于功能位, 同时置于与移位倾向相反的体位, 如伸直型肱骨髁上骨折的肘关节过屈位, 伸直型桡骨远端骨折的屈腕前臂旋后位放置。

　　张氏骨伤螺旋形绑扎固定与一般的环形绑扎固定相比较, 同样能达到对夹板的约束力。如果在外固定后, 肢体继续肿胀, 传统环形绑扎固定后, 因夹板无法移动, 易造成组织内压过高, 产生骨筋膜室综合征、压疮等严重并发症, 而螺旋形固定由于胶布与夹板间存在一定的夹角, 作用力并不与夹板垂直, 故在肿胀肢体对夹板的反作用力下, 可产生一定的微小位移, 使胶布与夹板间的夹角减少趋向垂直, 这种位移在肢体轴面来看, 就是一种背离轴心的离散移动, 增大了夹板约束区的周径, 从而在一定程度上减轻因肿胀而产生的过度压力, 防止并发症发生。在外固定时, 遵循由较粗的近端向较细的远端螺旋形绑扎顺序, 能保证在肿胀反作用力下产生微小位移。而胶布—绷带—胶布三重螺旋形绕缚固定，能确保对夹板产生足够的约束力，同时又能防止夹板轻易产生在轴向上的离心位移。

张氏骨伤疗法十分强调外固定后夹板的适度松紧，夹板过紧会影响患肢供血，延误治疗甚至可造成灾难性的后果；夹板过松则达不到维持稳定的目的，影响骨折复位的效果。所以张氏骨伤外固定以"先松后紧，松紧适宜"为原则，分三阶段适时调整：初期宜松，中期宜紧，后期松紧适宜。夹板的松紧主要靠胶布和绷带绑扎时所施的拉力来调整。

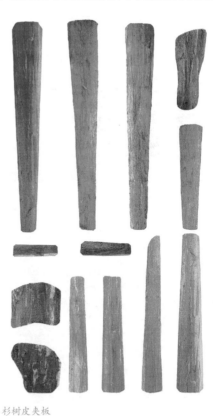

杉树皮夹板

（二）外固定方法

1. 外固定常用材料

（1）杉树皮夹板。用于四肢骨干、关节等部位的骨折。根据患者骨折部位肢体外形，量身定制，依肢修剪。

（2）金黄散伤膏或百草伤膏。整复成功后，首先在患处外敷伤膏。金黄散伤膏用消肿止痛膏加如意金黄散制成，用于骨折、脱位及损伤初期血肿较甚者。百草伤膏为张氏特色制剂，主要由中药冰片、樟脑、麝香（人工）、生川乌、没药、乳香、丁香、八角茴香、紫荆皮等制成。其主要功效为温经通络、化瘀止痛、续筋接骨，用于骨折损伤早中期肿胀不甚者，及骨折后期、陈伤、筋伤等。对伤膏过敏者忌用。

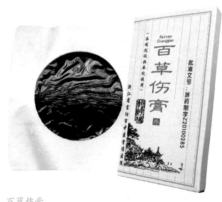

百草伤膏

（3）桃花纸。为本地产，质轻绵柔，具有较强吸水性。每张大小为80×60cm，外固定时根据肢体粗细不等，用1—2张，包缠于肢体上作为衬纸，避免夹板、胶布与皮肤直接接触，能有效避免皮肤过敏，缓冲夹板

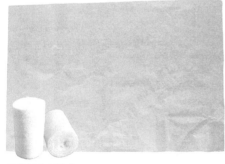

桃花纸和绷带卷

压力，且有夏季吸汗冬季保暖等作用。

（4）绷带。采用大、中、小号医用绷带卷。根据肢体的部位及固定的方式选用不同型号的绷带卷。

（5）橡皮胶布条。主要用于固定夹板，一般用1cm宽的医用橡皮胶布条4—6条，进行螺旋形绕扎固定夹板。另外也采用4—5cm宽的胶布条，用于锁骨骨折双肩8字外固定、皮肤牵引等。

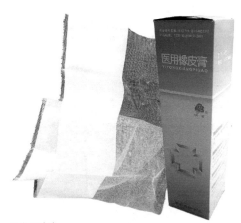

橡皮胶布条

（6）棉花。采用医用棉花，制成棉花衬垫，在外固定时用于骨突部位等的保护，如小腿固定时衬于腓骨小头、内外踝处，肩部骨折垫于腋下等。也可采用棉花制成大小、形状适合的棉压垫。当某些骨折整复后，需要局部压垫以维持骨折复位时使用。另外可用棉花与绷带制成抱膝圈，用于髌骨粉碎性骨折的外固定。

（7）三角巾。采用等腰三角形形状的棉质布料制成，用于上肢骨折脱位后悬挂固定上肢，维持骨折断端及复位关节稳定。三角巾也能有效对抗上肢重力，预防肱骨干骨折分离移位等。

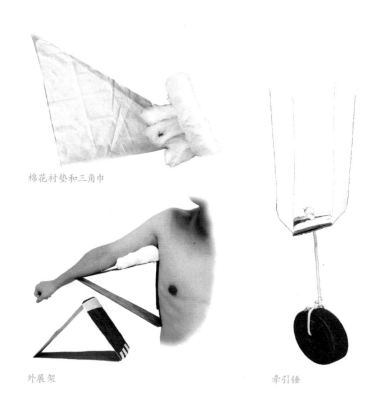

棉花衬垫和三角巾

外展架

牵引锤

（8）其他。如用于皮肤牵引的杉树皮扩张板、牵引绳、牵引锤等，用于肱骨近端骨折的外展架等。

2. 杉树皮夹板固定包扎一般步骤

准备外固定材料，修剪杉树皮夹板。

整复成功后，如复位需要可置棉花压垫，用胶布固定于皮肤上；如需行皮肤牵引，可将两条宽胶布条贴于骨折远端肢体皮肤相对侧。在患处贴敷金黄散伤膏或百草伤膏,用桃花纸包绕肢体外固定部位两层,按顺序放置杉树皮夹板,然后用胶布条从上而下(从近端到远端)螺旋形环绕粘贴固定,再用绷带从上而下螺旋形环绕绑扎,最后用胶布条再作螺旋形环绕粘贴固定。肘、踝等近关节处用两条胶布沿肢体纵轴U形拉紧粘贴固定。置肢体于相应固定体位或行皮牵引。处理上肢损伤时,可将患肢屈肘后用三角巾兜住前臂及掌腕部,悬吊于胸前。

一般根据肿胀情况,3—7天复查调整,成人一般骨折外固定时间为4—8周,一般脱位、筋伤外固定时间为2—4周。

3. 其他外固定法

杉树皮夹板外固定法主要应用于四肢骨干、关节等部位的骨折,对躯干部位骨折并不适用。对于躯干及一些特殊的肢体骨折和脱位,张氏骨伤疗法采用相应特殊的外固定方法。如锁骨、肩胛骨骨折、肩锁关节脱位等,用绷带、胶布、棉花垫等行双肩8字或单肩8字外固定,再配合伤侧上肢三角巾胸前位悬吊固定。1—2根肋骨骨折时,单用百草伤膏外敷即可固定;多根肋骨骨折,采用宽胶布叠瓦样半胸粘贴固定。如骨盆分离骨折,采用骨盆兜悬吊固定。当髌骨粉碎性骨折时,可在复位后用胶布绷带制成大小合适的抱膝圈进行固定,能使整复后的髌骨维持一种向心的聚合力。内收型肱骨外科颈骨折整复后除了使用杉树皮夹板外固定外,还须将患肢置于外展架上,保持肩关节外展维持骨折复位后的力线。

对临床多见的肩关节、肘关节等脱位,复位后采用上肢屈肘位胸前三角巾悬挂固定。腕、手、踝、足部脱位可用杉树皮夹板固定,髋关节脱位多需牵引治疗,膝关节脱位多为严重损伤,复位后杉树皮外固定多为手术前的临时保护性应用。

(三)杉树皮夹板特点

1. 杉树皮的性状

杉树皮为江南常见常绿乔木杉树的树皮。杉树是我国南方最重要的特产用材树种之一,生长快,一般只要10年就可成材。据统计,我国建材约有1/4是杉木,故在南方杉树皮来源丰富。富阳地处浙北多山地区,杉树分布广,张氏骨伤疗法自古以来采用杉树皮作为外固定夹板,实属就地取材。

杉树皮主要由纤维素、木质素、杉松节构成,含有一定比例的挥发油,油的主要成分有雪松醇、松油醇、乙酸、杉油脂、单萜烯、柠檬烯、对-聚伞花素等。在显微镜下对杉树皮切片观察,可见杉树皮由许多分层排列细腻的木质纤维组成,这种纤维细而长、透气性良好。杉树皮具有良好的韧性、弹性、可塑性和一定的透气性。

杉树皮的良好弹性与韧性能使其在弯曲时不易发生折断与变形,能承受肌肉舒张收缩所产生的压力,伴随肌肉舒缩所产生的变化形成弹性变形。这种弹性变形的反弹力与外固定的约束力共同构成了矫正断端残余移位的矫正力和维持对位的固定力，并能使患肢在功能锻炼活动时维持断端的相对稳定。临床中用杉树皮夹板、桃花纸、绷带、胶布组成的外固定，能有效起到维持骨折断端稳定的外部支撑架作用，与石膏外固定相比，杉树皮外固定更轻便舒适，对骨折断端的剪应力和重力影响小。

杉树皮纹理有一定的弹性，易于采剥，取材容易，制作方便，费用低廉。制作时仅用一把大剪刀，就可以修剪成各种规格的外固定夹板。杉树皮的横断面有一定弯度，符合人肢体的外形。修剪后用胶布粘贴夹板的两面，可以进行锻锤塑形。在夹板的长轴上也可塑造成适当的弧度，能够适应肢体的生理弧度，尤其在用于对关节间和近关节骨折的超关节固定时，既能够起到牢固的固定作用，又可以避免对关节骨突处的集中压力，亦不影响部分关节的定向活动。

杉树皮夹板的安全性在临床应用中得到证实，配合桃花纸等使用，对皮肤无不良刺激，一般不会产生皮肤过敏。另外杉树皮对X射线无遮挡效应，方便固定后拍片观察骨折情况。

2. 杉树皮夹板的固定作用力学分析

从力学的角度分析，维持骨折断端稳定的关键在于符合生物力学效应的外固定，以及合理利用肌肉舒缩的内在作用力。骨折整复后，骨折断端周围的肌肉也恢复原位，痉挛解除，处在相对稳定的状态。但是，骨折处丧失了骨骼的支撑作用，必须依靠外来因素协助支撑。这种起支撑作用的外固定，既要能够经受断端所受的剪力、扭力、压力等作用，同时还要控制骨折周围肌肉组织舒缩所产生的内在动力，并有效消除肌肉舒缩产生的不利于骨折断端稳定的作用力，利用其反作用力来稳定断端，甚或起到矫正骨折断端残余移位的作用。采用杉树皮夹板外固定治疗骨折，能有效地控制肌肉的内在作用力，配合早期的功能锻炼，达到稳定断端、促进骨折愈合的目的。

（1）骨折段力学分析。骨折段静力分析：骨折段周围肌肉、韧带、肌腱及关节囊等的内在平衡，构成骨折段的静力平衡。骨折断端两侧肌肉韧带等软组织张力，根据患肢体位的变动而始终处于相互平衡的状态。骨折线两侧的协同肌群和拮抗肌群的协调和稳定，是患肢关节平衡运动和内在稳定的主要因素。如果骨折线邻近的肌肉韧带等软组织张力发生改变，或是作用于骨折线的协同肌群和拮抗肌群之间的相互协调关系发生改变，都能使骨折断端的静力平衡关系发生变化，导致骨折移位。

骨折段的动力分析：在外固定的约束与保护下，关节屈伸及早期进行功能活动，跨骨折线的肌肉纵向收缩活动，能使两骨折端产生纵向挤压力，使骨折断端紧密接触，增加稳定性。另一方面，由于肌肉收缩时体积膨大，患肢的周径随之增大，肢体的膨胀力可对夹板产生一定的挤压作用力，使杉树皮夹板产生弹性变形，此弹性变形会使骨折断端也经受夹板产生的同样大小的反作用力，从而加强了骨折断端的稳定性，并能矫正骨折断端的残余移位。

（2）杉树皮夹板的约束力。杉树皮夹板的几何面积与外固定约束力之间的关系：约束力=绑扎合力/夹板面积；绑扎合力=夹板+绷带+胶布的绑扎力。固定时，杉树皮夹板对肌肉组织的约束力与夹板的面积成反比，与绑扎合力成正比；夹板的厚度变化与夹板的硬度成正比，与夹板的弹力成反比。夹板的厚度由厚变薄时，硬度减弱，弹性增加，夹板对肌肉组织的压力减轻，夹板的纵向扭转性增加，而约束力减弱。

由于杉树皮夹板与皮肤肌肉软组织的软硬度差异极大，尽管杉树皮夹板具有一定可塑性，但坚硬的夹板无法与皮肤软组织保持良好的贴合，通常固定后夹板的边缘区域压力较大，而夹板中间部分承受的压力较边缘小。为了解决固定时夹板的压力不均匀问题，用数层桃花纸做夹板与皮肤之间的衬垫，既起到了均衡压力的作用，又避免皮肤与夹板的直接接触，减少对皮肤的刺激。

（3）患肢体位的力学分析。在手法整复后，患肢总被置于与移位倾向相反的位置。肢体骨折后的移位，可能由暴力作用的方向、肌肉牵拉和远端肢体的重力等因素引起。即使骨折复位后，这种移位倾向仍然存在，因此应将肢体置于逆损伤机制方向的位置，可以防止骨折再移位。另外，为了更好地维持肌肉内力的平衡，外固定后肢体多置于功能位或休息位，此时协同肌群和拮抗肌群肌力平衡，能较好地维持断端静力稳定。在上肢骨折时，除了外固定外，为了对抗肢体重力所造成的移位，如肱骨干骨折的分离移位等，还须采用三角巾辅助悬吊固定上肢，对抗杉树皮夹板较难拮抗的与夹板纵轴一致的肢体重力作用。

3. 杉树皮夹板的制作

取粗壮成材的杉树，剥皮后压平、晒干备用。先削除杉树皮的外皮，根据骨折肢体的部位剪取合适长度与宽度的夹板，并修剪成相应的外形。夹板厚度根据固定的肢体骨干粗细来选择，一般在2—4mm之间，肢体越粗、肌肉越发达，所需夹板的厚度就越厚，故夹板下肢较上肢略厚，上臂较前臂略厚。夹板宽度以伤肢周径的1/4减去1—1.5cm为宜。夹板的周缘削整光滑，关节与骨突部位压软塑形。如需固定屈曲位的关节，可在夹板折弯处内外侧贴胶布后，进行锻锤塑形折弯。张氏骨伤一般常用肢体骨干骨折制作4块杉树皮夹板，总宽度相当于所需要固定肢体周径的4/5或5/6左右。其中1—2块为主夹板，置于有移位倾向侧，其余为辅夹板。辅夹板较主夹板小、短、窄或薄，协同主夹板进行固定。各块夹板间留有1—2cm空隙，肿胀时可以缓冲部分压力，也可防止胶布绑扎时与皮肤接触挤压,对皮肤软组织造成压伤。主、辅夹板共同构成夹板环,胶布绷带绑扎后产生向心的约束力。

4. 杉树皮夹板固定的适应证和禁忌证

张氏骨伤疗法杉树皮夹板常用于四肢骨干、干骺端及关节骨折,部分关节脱位,如桡骨远端骨折、桡尺骨干骨折、肱骨近端骨折、肱骨干骨折、肱骨髁部骨折、小儿股骨干骨折、胫腓骨骨折、踝部骨折、髋部骨折、掌足指趾骨折,以及腕部、肘部、踝部、手足关节脱位等。

(1)适应证:①四肢闭合性骨折(包括关节内及近关节骨折),股骨干骨折因肌肉发达收缩力大,须配合持续牵引;②四肢开放性骨折,创面小或经处理伤口闭合者;③陈旧性四肢骨折运用手法整复者;④部分关节脱位复位后的固定。

(2)禁忌证:①较严重的开放性骨折脱位;②难以整复的关节内骨折;③难以固定的骨折,如单纯应用夹板固定髌骨、股骨颈、骨盆骨折等;④肿胀严重伴有水泡者;⑤伤肢远端脉搏微弱,末梢血循环较差,或伴有动脉、静脉损伤者。

5. 外固定注意事项

(1)遵循张氏骨伤外固定"先松后紧,松紧适宜"原则,夹板等外固定松紧适中,要在维持有效固定应力的前提下,尽量减少对肢体血运的影响。一般在骨折4天内,因复位继发性损伤、局部损伤性炎症反应及外固定后静脉回流受阻,组织间隙内压会有上升的趋势,故早期外固定要"先松";以后组织间隙内压下降,血循环改善,外固定易松弛,此时宜"后紧";根据病情发展及时调整外固定的松紧度,使夹板固定包扎后近端夹板内能伸进一指为宜。患肢固定后尽量抬高,置于高于患者心脏的部位,以利肿胀消退。

(2)外固定中注意对骨突部位、血管神经、损伤皮肤的保护,夹板在骨突部位、在固定关节限制活动时,要做好夹板塑形,应用棉花衬垫,以尽量减小局部相对集中的压力。固定后注意询问患者骨突处有无灼痛感,如患者持续疼痛,则应解除夹板进行检查,以防止发生压迫性溃疡。

(3)固定后根据病情,早期一般3—7天复查调整外固定,其后一般每周一次调整。调整外固定时要更换伤膏、衬纸、胶布、绷带等,杉树皮夹板如有折损,失去应有的弹性和固定力,或夏季因出汗而霉变,需要重新制作更换。外固定期间如有严重瘙痒、张力性水泡、过敏等表现,须及时拆除外固定,并根据病情评估是否继续使用外固定。

(4)对肢体严重肿胀者、皮肤大面积挫伤或严重挫伤者、严重开放性骨折者,不宜使用外固定或仅可临时固定。对较小的开放性骨折,经清创缝合后,可应用外固定,但应注意伤口护理,及时换药,预防感染。

（5）早期进行功能锻炼。基于杉树皮夹板固定持续加压的生物力学弹性固定特性，以及只固定骨折近侧一个关节的原则，允许患者早期即可进行肢体肌肉舒缩活动，同时尽早开展伤肢非固定关节的活动锻炼，有利于骨块进一步复位，促进骨折愈合，并可消除肢体肿胀、防止肌腱关节粘连等并发症发生。指导患者进行合理的功能锻炼，并将外固定后的注意事项及练功方法向患者及家属交代清楚，取得患者的合作，方能取得良好的治疗效果。

（6）定期进行X线检查，了解骨折是否维持复位状态及愈合情况，特别是在前两周以内要每周至少摄片复查一次，如有移位及时处理。两周后骨折断端会相对稳定，此后一两周摄片复查一次。根据X线片结果评估，如达到骨折临床愈合标准，即可解除夹板固定。

三、张氏骨伤疗法的实践

张氏骨伤疗法的一代代传人利用中华传统医术治愈了无数疑难重症病人，也正是这些奇迹，像一则则具有冲击力的广告不断地提升着杭州市富阳中医骨伤医院的知名度和美誉度。

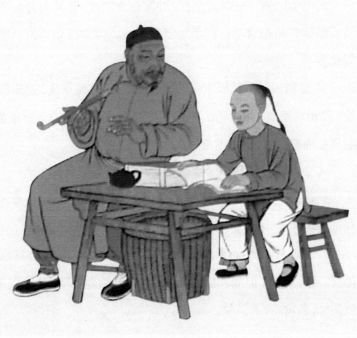

三、张氏骨伤疗法的实践

[壹]治疗原则

（一）骨折、筋伤临床分期

根据病程，可分为早期、中期、晚期。

1. 早期：伤后1—2周内，疼痛剧烈，肿胀明显，伴有皮肤瘀斑。

2. 中期：伤后3—4周左右，肿胀逐步消退，开始有骨痂生长，骨折断端开始相对稳定，手法复位困难，但对成角移位仍能较好复位。

3. 晚期：伤后4周以上，骨折断端成熟、骨痂形成，逐步塑性改造，已相当稳定。此时无法施行手法复位、调整。如有骨折不愈合，明显短缩畸形者，需手术治疗。

（二）骨折、筋伤中医症候分型

1. 血瘀气滞型损伤早期，由于经脉受伤，气血受损，气血瘀滞，局部出现肿胀疼痛，胃纳不佳，舌质淡红，苔薄白，脉弦紧。

2. 瘀血凝滞型损伤中期，经初期治疗肿胀基本消退，疼痛基本消失，新血渐生，但局部瘀血凝滞，筋骨虽续而未坚，活动受限，舌质暗红，苔薄白，脉弦缓。

3. 肝肾不足型损伤后期,骨折基本愈合,功能初步恢复,但筋骨尚未坚实强壮,常有气血不足,舌淡苔白,脉虚细。

(三)外治法

1. 张氏手法整复,杉树皮夹板外固定

(1)外固定常用材料:①杉树皮夹板;②金黄散伤膏或百草伤膏;③桃花纸;④胶布条(1.0cm宽或4.0—5.0cm宽胶布);⑤大、中、小号绷带;⑥医用棉花及棉压垫;⑦三角巾;⑧用于皮肤牵引的扩张板、绳索、牵引锤等。

(2)杉树皮夹板固定包扎步骤:整复成功后,在患处敷贴金黄散伤膏,用桃花纸包绕肢体外固定部位2—3层,按顺序放置杉树皮夹板,然后用胶布条从上而下螺旋形环绕粘贴固定,再用绷带从上而下螺旋形环绕绑扎,最后用胶布条再作螺旋形环绕粘贴固定。近关节处用2条胶布沿肢体纵轴"U"形拉紧粘贴固定。置肢体于相应固定体位,如上肢损伤可将患肢屈肘后用三角巾兜住前臂及掌腕部,悬吊于胸前。一般根据肿胀情况,3—7天复查调整,成人一般骨折外固定时间4—8周,筋伤外固定时间2—4周。

2. 自制外用制剂使用

(1)金黄散伤膏用消肿止痛膏加如意金黄散制成,用于骨折损伤初期血肿较甚者。

(2)百草伤膏主要成分:冰片、樟脑、麝香(人工)、生川草乌、

没药、乳香、丁香、八角茴香、紫荆皮、白芷等。主要功效：温经通络、化瘀止痛、续筋接骨。用于骨折损伤早中期肿胀不甚者，及骨折后期、陈伤、筋伤等。

（3）消瘀通络熏条，又名太乙针，主要成分：川乌、草乌、樟脑、细辛、艾绒、白芷、猪牙皂、丁香、八角茴香、甘松等。主要功效：逐寒湿、通经络。用于陈伤筋脉拘挛者。

（4）活血舒筋酒，主要成分：鸡血藤、黄精、小茴香、党参、白芍、虎杖、当归、木瓜、甘草等。主要功效：养血、舒筋、通络，用于经络不和、风寒湿痹引起的手足麻木、关节酸痛、步行无力等。

（四）内治法

按骨折、筋伤部位及三期辨证施治。

1. 早期：伤后1—2周内

（1）上肢，姜枝活血汤加减，常用药方：片姜黄8g、桑枝15g、桃仁10g、红花6g、当归10g、赤芍12g、泽兰10g、延胡10g、赤小豆25g、骨碎补15g等。

（2）下肢、骨盆，川膝散加桃红四物汤加减，常用药方：川牛膝15g、桃仁10g、红花6g、当归10g、赤芍12g、生地15g、防己10g、延胡10g、泽兰10g、黄柏8g、赤小豆25g等。

（3）胸胁部，郁贝散加减，常用药方：广郁金10g、浙贝母10g、当归10g、赤芍12g、桃仁10g、瓜蒌10g、制香附10g、延胡10g、黄芩

10g、枳壳10g、青陈皮各10g等。

（4）脊柱、脊髓，桃仁承气汤加减，常用药方：桃仁10g、红花6g、厚朴10g、枳壳10g、当归10g、生大黄10g（后下）、泽兰10g、延胡10g、骨碎补15g、续断10g、土鳖虫8g等。颈椎加藁本12g；胸椎加刘寄奴10g；腰椎加川牛膝10g等。

2. 中期：伤后3—4周左右

（1）上肢，姜枝续断汤加减，常用药方：片姜黄8g、桑枝15g、续断10g、红花6g、当归10g、炒白芍10g、骨碎补15g、杜仲15g、川芎8g、狗脊15g等。

（2）下肢、骨盆，川膝续断汤加减，常用药方：川牛膝15g、续断10g、红花6g、当归10g、炒白芍10g、泽兰10g、络石藤12g、骨碎补15g、杜仲15g、狗脊15g等。

（3）胸胁部，郁贝续断汤加减，常用药方：广郁金10g、浙贝母10g、续断10g、骨碎补15g、当归10g、白芍10g、瓜蒌皮10g、丹参15g、青陈皮各6g等。

（4）脊柱、脊髓，豨莶狗脊仙灵脾汤加减，常用药方：豨莶草15g、狗脊15g、仙灵脾10g、鸡血藤15g、续断10g、川牛膝15g、广地龙15g、全当归10g、全虫（或海马）6g等。瘀肿者去鸡血藤、全虫，加桃仁10g、红花6g、泽兰10g；伴骨折加骨碎补15g、地鳖虫8g；高位截瘫加藁本10g；抽搐加钩藤12g（后下）、老蝉6g、白芍10g；小便潴留加蝼蛄6g；小便失禁加益智仁10g、小茴香6g、蟋蟀6g；尿路感染加蒲公英15g、木通8g、车前草15g；大便秘结加火麻仁15g、瓜蒌仁10g、生大黄10g（后下）。

3. 后期：伤后4周以上

（1）上肢，养血舒筋汤加减，常用药方：片姜黄10g、桂枝6g、当归10g、白术15g、白芍10g、鸡血藤15g、川芎10g、丹参15g、山药10g、骨碎补15g、续断10g、金狗脊15g、炒杜仲10g等。

（2）下肢、骨盆，养血舒筋汤加减，常用药方：淮牛膝15g、木瓜10g、当归10g、白术15g、白芍10g、鸡血藤15g、丹参15g、山药10g、骨碎补15g、补骨脂10g、续断10g、金狗脊15g、炒杜仲10g、五加皮10g等。

（3）胸胁部，郁贝养血汤加减，常用药方：广郁金10g、浙贝母10g、骨碎补15g、川续断10g、补骨脂15g、金狗脊15g、炒杜仲10g、当归10g、白芍10g、丹参15g等。

（4）脊柱，脊髓，豨莶狗脊仙灵脾汤加减，常用药方：豨莶草15g、狗脊15g、仙灵脾10g、鸡血藤15g、续断10g、川牛膝10g、广地龙15g、全当归10g、全虫（或海马）6g等。气虚者加黄芪25g、党参15g；血虚者加阿胶10g、熟地15g、制首乌15g；脾虚者加党参15g、白术15g、炙甘草6g；肾阳虚者加鹿角片10g、补骨脂10g；肾阴虚者加龟板10g、枸杞15g、女贞子12g；纳差者加鸡内金9g、焦三仙15g；褥疮者加蒲公英15g、杜赤豆25g、生黄芪25g、生甘草6g、金银花15g、牡丹皮10g等。

[贰]治疗病例

（一）锁骨骨折

【正骨手法】

1. 采用"膝顶拔伸法"或"举肩旋肢法"复位。患者坐方凳上，挺胸抬头，双臂外展，双手叉腰。助手站于患者背后，一足踏在凳

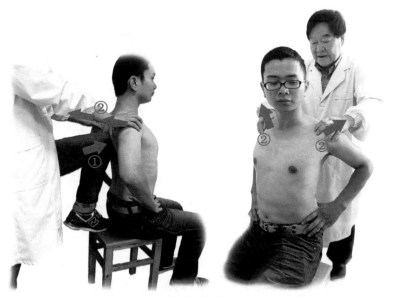

①膝顶　②拔伸牵引

锁骨骨折整复（一）

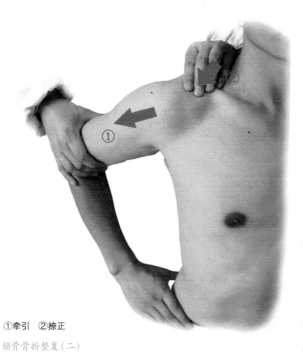

①牵引　②捺正

锁骨骨折整复（二）

缘，将膝部顶在患者背部肩胛骨之间，双手握患者两肩向后拔伸，使患者肩部后伸，可矫正骨折端轻度的重叠移位。医者站于患者身后或面对患者，以两手拇指、食指等分别捺正骨折近端与远端，纠正前后向移位，再用捏挤手法矫正上下移位。如仍无法纠正重叠移位，医者可在助手膝顶牵拉的基础上，一手用力拔伸牵引患肢，另一手按压骨折断端用捺正或捏挤手法进行复位。

如为锁骨中外1/3骨折重叠移位，医者可用"举肩旋肢法"复位。医者将患肢在拔伸牵引下缓缓上举，逐步旋后并后伸，把患肢举肩旋肢至身体的后外上方，此时即可纠正断端重叠移位，再行捏挤与捻正手法进一步复位。

2. 采用"悬臂牵拉法"复位。患者仰卧，肩胛间垫厚枕使胸背伸展，将患侧上肢垂直地面悬挂于床边。助手一手按压对侧肩部，一手握住患肢向下牵引，医者采用推压捻正或捏挤等手法复位锁骨前后与上下移位。复位后继续用手固定锁骨断端，保持挺胸双肩向后伸展位坐起，进行双8字绷带外固定。

【外固定材料准备】

（1）用医用棉花卷成拳头大小圆柱状棉花垫2个。

（2）大号绷带2个，其中1个绷带从一棉垫中穿过待用。

（3）宽、窄胶布条（1×100cm、5×100cm）数条。

【外固定步骤】

采用张氏骨伤双8字绷带外固定法：患者取坐位，挺胸双手叉腰部，在患侧腋下垫上带绷带的棉垫，使上臂处于外展及双肩后伸位。伤处外敷伤膏，根据病情可在骨折脱位处放置压垫，肩锁关节脱位、锁骨远端骨折，还可以放置一块方形杉树皮夹板，助手按住其作为临时固定。两棉垫分别置于腋下，将穿过棉垫的绷带从患侧胸前腋下起，绕过脖子后方在对侧胸前打结，打结后拉紧绷带从胸前绕对侧腋下，压住对侧腋下棉垫后，从对侧腋下向后穿出经后背到患侧肩上，在患侧肩部压紧压垫或杉树皮夹板，向前下穿患侧腋下后，经后背到达对侧肩上，完成一次8字固定。

　　第一个绷带如此反复作8字交叉包绕数层后，第二个绷带从患侧肩部开始，斜向下经胸前到对侧腋下，再经后背斜向上到患侧肩部，继续压紧压垫或杉树皮夹板后，经肩前向后方穿同侧腋下后回到同侧肩上，最后再重复经胸前绕至对侧腋下，完成第二个8字固定。

　　包扎结束后用宽胶布在绷带上从患侧腋下起，按照绷带包绕径路作8字形粘贴固定，患侧颈前部绷带用胶布粘住后向外侧牵拉并固定于胸前，解除该处绷带对颈部软组织的压迫，完成双8字绷带外固定。注意绷带与胶布在绑扎过程中均应拉紧，但需防止过紧对腋下血管神经造成压迫。

　　固定后将患侧上肢呈屈肘90°位，用三角巾悬挂胸前制动。待肿胀消退后外固定松动前，予更换外固定重新包扎，一般每5—7天换绑1次，固定时间为3—4周，具体视病情而定。

【注意事项】

　　锁骨骨折多发于中1/3或中外1/3交界处，复位前排除有无合并锁骨下血管、臂丛神经、肺等损伤存在，手法正骨时应注意防止损伤其下走行的血管神经及肺尖部，粉碎性骨折伴有直立尖锐骨块时尤应注意。

【病例介绍】

　　患者男性，12岁，左锁骨骨折整复前后。

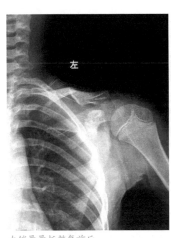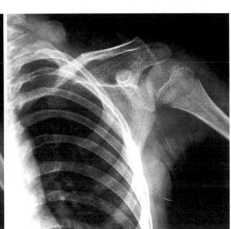

左锁骨骨折整复前后

（二）肱骨髁上骨折

本病例的张氏骨伤治疗方法被列为国家中医药管理局中医临床适宜技术推广计划项目。

【正骨手法】

采用"屈肘捺提法"进行复位。以右肱骨髁上骨折伸直尺偏型为例，患者取坐位，儿童由家长抱住以固定患者身体，助手握持患肢上臂部固定，并沿上臂纵轴对抗牵引。医者正面对患肢，牵拉扶正后右手握患肢前臂行拔伸牵引，左手拇指按住骨折近端前侧，虎口压住骨折近端外侧，其余四指握持骨折远端后侧及内侧。

首先医者右手将患肢前臂极度旋前，在牵引下屈肘至45°。医者

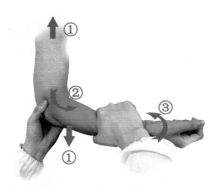

①牵引　②屈肘　③旋前

肱骨髁上骨折整复（一）

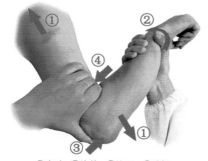

①牵引　②旋前　③捺正　④端提

肱骨髁上骨折整复（二）

右手继续沿肱骨纵轴方向拔伸牵引，同时左手环握肘窝，也沿肱骨纵轴向外下加强拔伸，纠正骨折的重叠移位。然后医者右手在持续牵引下将患肢屈肘至90°，医者左手拇指在肘外侧将骨折近端从桡侧向尺侧按压捺正，其余四指在肘内侧将骨折远端由尺侧向桡侧端提，即可纠正骨折的尺偏移位。

最后医者右手将患肢前臂保持旋前位再极度屈肘达130°—140°，同时左手拇指按住尺骨鹰嘴上方，将骨折远端向前侧推压捺止，其余四指环握肘前，将骨折远端由前向后端提，即可纠正骨折的前后移位。复位后，医者将患肢保持在屈肘120°，前臂旋前位进行外固定。

伸直桡偏型肱骨髁上骨折整复时，侧方端提挤按与尺偏型相反,固定时患肢保持屈肘120°,前臂旋后位。

屈曲型肱骨髁上骨折:整复手法与伸直型类似,端提挤按根据骨折移位方向与伸直型相反,整复时屈肘90°。外固定方法同伸直型,固定体位为屈肘90°前臂旋前位。

【外固定材料准备】

(1)杉树皮夹板4块:按肘部及上臂外形做内侧、外侧、前侧、后侧4块杉树皮夹板,夹板上窄下宽呈梯形,外侧、后侧、内侧夹板远端依据肘关节外形修剪成弧形,使之外形与肘部屈曲后外观相一致,并塑形。夹板的宽度约为肢体周径的1/4减去1cm,厚度约为0.2—0.3cm,夹板两端1cm左右均压软,夹板的边缘要略削薄并修剪光滑。

夹板的放置:外侧、后侧、内侧3块夹板长度相等,近端到腋下3cm左右,远端至肘尖;前侧板近端至腋下3cm,远端至肘横纹上1cm。

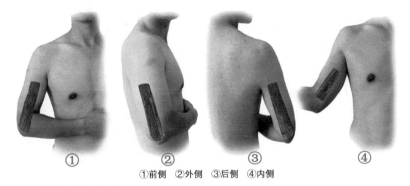

①前侧 ②外侧 ③后侧 ④内侧

杉树皮夹板放置示意图

（2）桃花纸1张。

（3）1×100cm胶布6条。

（4）中号绷带1只。

（5）三角巾1块。

【外固定步骤】

复位成功后患者取坐位，助手继续牵引固定患肢，伤处外敷伤膏。医者将桃花纸对折后包缠上臂及肘部，按内侧、外侧、后侧、前侧的顺序放置夹板，然后用胶布从上而下螺旋形粘扎固定，肘部用2条胶布从内到外或从外到内U形纵向拉紧，再分别用绷带和胶布作螺旋形包扎，最后用短胶布在肘部纵向U形拉紧。

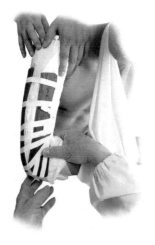

外固定

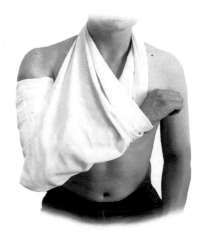

用三角巾悬吊

固定后一般将患肢屈肘90°前臂中立位，用三角巾悬吊于胸前制动。但不同病情的固定方式不同，临床中依病选用，如为伸直尺偏型肱骨髁上骨折固定，将前臂固定于屈肘120°前臂旋前位。根据肿胀情况，3—7天复查换绑调整，一般外固定时间为3—6周。注意内侧夹板不宜过低，包扎也不能过紧，防止屈肘后夹板远端对血管神经及皮肤造成压迫。

【注意事项】

伸直型髁上骨折，易并发神经、血管损伤，肿胀重者会伴有张力性水泡。外固定后严密观察，预防肘内翻及缺血性挛缩（Volkmann挛缩）等并发症发生。

【病例介绍】

病例一：患者女性，6岁，左伸直型肱骨髁上骨折整复前后。

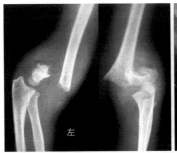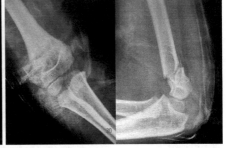

肱骨髁上骨折整复前后

病例二：患者男性，14岁，左肱骨髁上屈曲型骨折整复前后。

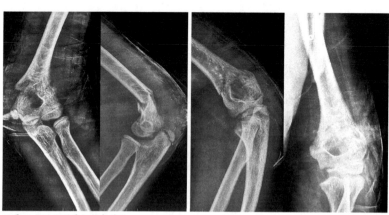

肱骨髁上屈曲型骨折整复前后

（三）桡骨远端骨折

本病例的张氏骨伤治疗方法被列为国家中医药管理局中医临床适宜技术推广计划项目。

【正骨手法】

1. 采用单人"拔伸压顶法"复位：以右桡骨远端伸直型骨折为例。患者取坐位或卧位，牵拉扶正至患肢前伸前臂中立位。医者左手握腕掌部，拇指按压骨折远端桡侧，右手握前臂远端，拇指压住骨折近端掌侧。双手对抗拔伸牵引纠正重叠移位后，左手拇指向尺侧推压纠正骨折端的桡侧移位，然后左手背侧掌缘向掌侧大力推压骨折远端并屈曲患腕，同时医者近端手置患腕掌侧的拇指向背侧对抗推压骨折近端，即可纠正背侧移位。整复后患肢屈肘90°在前臂旋后位外固定。

2. 采用双人"拔伸折腕法"复位：患者取屈肘前臂中立位，一助手握住前臂，医者两手紧握患腕，用力拔伸牵引，矫正重叠移位。随后医者双拇指放在

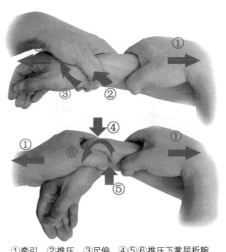

①牵引　②推压　③尺偏　④⑤⑥推压下掌屈折腕
桡骨远端骨折单人整复

骨折远端背侧向掌侧推压，双食指横向置于腕掌侧骨折近端处，向背侧推顶对抗，猛力折腕，使腕关节同时掌屈尺偏，即可复位。

屈曲型复位手法与伸直型相反，半脱位型经拔伸牵引及屈腕（或伸腕）后即可复位，但多稳定性不佳。

【外固定材料准备】

（1）杉树皮夹板4块：掌侧、背侧、尺侧、桡侧各1块。夹板上宽下窄呈梯形，其中桡侧夹板远端按大鱼际外形修剪成弧形，远端根据腕伸屈或桡尺偏进行预弯塑形。夹板的宽度约为肢体周径的1/4减去1cm，厚度约为0.2—0.3cm，夹板近端、远端1cm左右均压软，夹板的边缘要略削薄并修剪光滑。

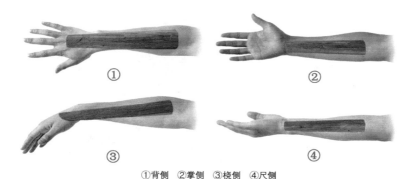

①背侧 ②掌侧 ③桡侧 ④尺侧

杉树皮夹板放置示意图

　　夹板的放置：夹板近端均到肘横纹下两横指，远端背侧、桡侧块达掌指关节；掌侧、尺侧块达腕横纹。根据不同病情掌侧夹板与背侧夹板可以互换位置。

　　（2）桃花纸1张。

　　（3）1×100cm胶布4条。

　　（4）中号绷带1只。

　　（5）棉花垫1块。

　　（6）三角巾1块。

【外固定步骤】

　　整复后助手握掌维持牵引，置前臂于中立位或相应旋转体位。如需要可先放置分骨垫，再在伤处外敷伤膏，医者用桃花纸对折后包缠前臂及腕部，按掌侧、背侧、尺侧、桡侧的顺序放置夹板。根据

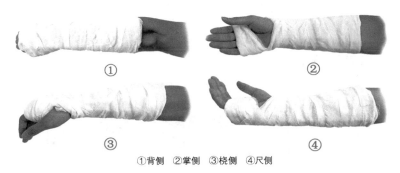

①背侧　②掌侧　③桡侧　④尺侧

外固定

病情注意腕关节的伸屈固定体位，如伸直型桡骨远端骨折需保持腕关节掌屈尺偏，需将背侧夹板远端掌屈塑形；如屈曲型桡骨远端骨折需腕关节背伸位固定，则将掌侧与背侧夹板互换，并将掌侧夹板远端背伸塑形，手掌处置高度适当的棉花垫1块，以保持腕背伸固定。用胶布从上而下螺旋形粘扎固定，远端胶布从拇指与手掌间绕过固定，再分别用绷带和胶布作螺旋粘扎固定，远端也同前绕过掌心固定。

固定后患肢保持在屈肘90°，根据骨折类型前臂旋前、旋后或中立位，用三角巾悬吊于胸前。根据肿胀情况，3—7天复查调整，一般外固定时间为4—6周。

【注意事项】

整复后屈肘90°，伸直型及背侧半脱位型腕关节屈曲位，伸直型腕关节尺偏、前臂旋后位固定；屈曲型及掌侧半脱位型腕关节背伸位固定。半脱位型为不稳定骨折，复位后注意防止再次移位。

【病例介绍】

病例一：患者女性，50岁，左伸直型桡骨远端骨折整复前后。

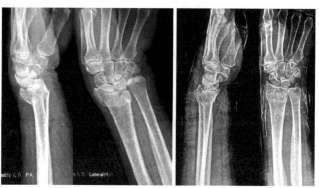

整复前后

病例二：患者男性，44岁，左屈曲型桡骨远端骨折整复前后。

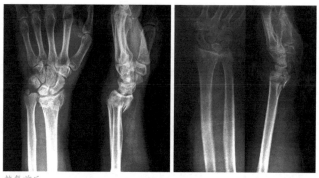

整复前后

（四）股骨干骨折

本病例（儿童股骨干骨折）张氏骨伤治疗方法被列为国家中医药管理局中医临床适宜技术推广计划项目。

【正骨手法】

采用"拔伸捺提法"复位：患者取仰卧位，一助手按患者骨盆固定，另一助手分别握持患侧腘窝部及小腿，牵拉扶正至患肢屈膝屈髋并外展位，沿股骨纵轴大力拔伸牵引。医者立于患侧，一手握住骨折远端，另一手握骨折近端，与远侧助手一起拔伸牵引，纠正断端的短缩与成角移位。

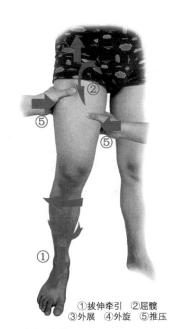

①拔伸牵引　②屈髋
③外展　④外旋　⑤推压

股骨骨折整复

股骨上1/3骨折整复：医者增大屈髋角度，减轻髋部肌肉对骨折近端的牵拉，将骨折远端外展、外旋，医者一手置髋外侧，将骨折近端向后向内推压，另一手置大腿内侧，将骨折远端向前向外端提复位。

股骨中下段骨折整复：远端助手牵引下增大屈膝度，以减轻腿部肌肉对骨折远端的牵拉，近端助手握持大腿固定骨折近端，医者

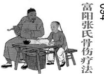

双手环抱握持膝部，双拇指置于骨折近端背侧，将骨折近端向后捺正，同时双手余指置于腘窝部，将向后移位骨折远端向前端提复位。

如断端重叠移位牵引无法矫正，可采用成角反折法整复。为防止血管神经损伤，一般向前外侧成角复位；如骨折断端"背靠背"移位，采用回旋反绕手法整复；复位后采用摇摆触碰手法：医者双手固定断端，站在远端的助手轴向推顶轻轻摇摆股骨干，促进断端对合，并可使骨的传导恢复，骨擦感及短缩活动消失。

【外固定材料准备】

（1）杉树皮夹板：按患肢外形做内侧、外侧、前侧、后侧4块夹板，夹板上宽下窄，外侧、后侧夹板呈梯形，内侧、前侧夹板近端均修剪成弧形适应腹股沟内侧与前侧的外形。夹板宽度约为下肢周径的1/5，厚度约0.3—0.4cm。夹板近端、远端处及膝关节处均压软塑形，夹板的边缘要略削薄并修剪光滑。

夹板的放置：内侧、外侧、后侧，夹板远端均至内踝上方处，夹板近端内侧块至腹股沟，外侧块至髂脊，后侧块至髂后上棘水平。前侧块夹板近端至腹股沟，远端至髌骨上缘。

（2）桃花纸6张。

（3）胶布条：1×100cm6条，5×100cm2条。

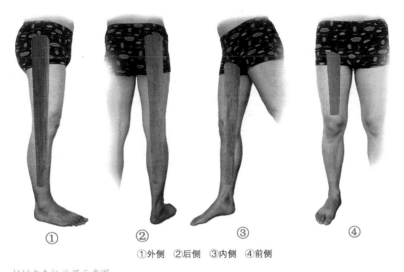

①外侧 ②后侧 ③内侧 ④前侧

杉树皮夹板放置示意图

（4）大号绷带4只。

（5）棉花若干。

【固定步骤】

整复成功后，一助手握患足持续牵引，保持患肢相应体位，另一助手双手抬持骨盆。医者根据需要可放置棉压垫，伤处外敷伤膏，并在夹板的近端、远端及股骨内外髁、腓骨小头等骨突部位垫以棉花垫保护，棉花垫可用胶布固定于夹板上。如需使膝关节保持轻度屈曲，可在腘窝处加适量厚棉花垫，以对抗腓肠肌牵拉而致的股骨远端的向后成角。

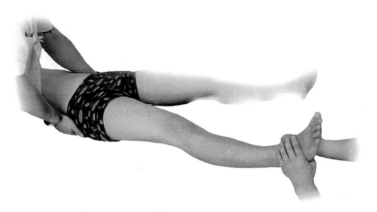

对抗牵引复位

　　用2层桃花纸包缠骨盆与患侧下肢，按后侧、内侧、外侧、前侧顺序安放夹板，助手分别用手握住夹板近端、远端临时固定。

　　用宽胶布环形固定夹板近端与骨盆，再用细胶布条从下而上作螺旋形粘扎固定，其后再分别用绷带、胶布自上而下作

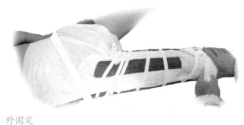

外固定

螺旋形包扎，固定骨盆与下肢，固定后外观类似人字形半髋石膏。

　　最后在前侧、外侧和后侧分别用胶布粘住腹部及腰部绷带，向下牵拉粘贴固定在大腿上，防止因绷带过紧而对腹腰部造成压迫。

固定后在患肢两侧垫沙包，根据骨折类型保持患髋的外展或内收或中立位，以及患肢旋转的外旋或内旋或中立位。根据外固定松紧度，每5—7天进行复查换绑，一般固定时间为8—12周。如为不稳定骨折，可结合下肢皮牵引或骨牵引，再行杉树皮夹板固定治疗。

【注意事项】

手法复位、杉树皮夹板外固定结合皮牵引治疗适用于3—12岁的儿童新鲜股骨干骨折，婴幼儿采用下肢悬吊牵引治疗。成人采用胫骨结节或股骨髁上骨牵引结合杉树皮夹板固定治疗。

下1/3股骨骨折时，需注意可合并血管神经损伤，复位时不可伸膝位大力拔伸牵引，防止断端对腘窝血管神经造成损伤。

【病例介绍】

患者男性，2岁，左股骨骨折整复前后。

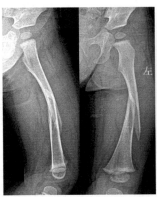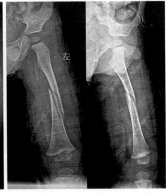

整复前后

（五）踝关节骨折

【正骨手法】

采用"提踵翻旋法"复位：患者取平卧位，助手握持固定患者小腿中下段，牵拉扶正至屈髋屈膝位。医者两手分别握持足跟与足背部，大力拔伸牵引，并酌情摇摆旋转踝关节以助松解骨或软组织的嵌插移位，并使距骨复位。整复基本完成后，对累及关节的骨折，可采用屈伸展收、摇摆触碰等手法，以恢复关节面的平整。

1. 外旋骨折：医者一手握患足（提踵），在牵引下将踝关节极度内旋并内翻，另一手拇指将内踝骨折远端向前上方推压即可复位；如有外踝骨折常为螺旋形或斜形，采用前后捏挤、侧方夹挤分骨等手法复位；如有下胫腓联合分离损伤，采用环抱扣挤法复位。复位后踝关节稍背伸内旋内翻位杉树皮夹板外固定。

2. 内翻骨折：医者一手握前足，在牵引下将踝关节极度外翻并背伸，另一手环握踝部，用拇

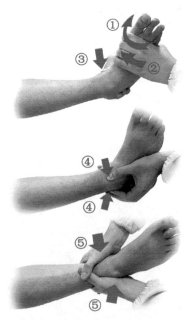

①内旋　②内翻　③推压　④捏挤　⑤环抱扣挤

外旋骨折整复

指将外踝骨折远端向内上方推压即可复位；如同时有内踝骨折，该手食指顶住内踝尖，将内踝向外上推压而复位。如有后踝骨折块较大且合并距骨后脱位者，医者一手握足跟向前端提，另一手向后推压前踝部捺正，同时背伸踝关节，即可复位脱位，其后踝骨块常随距骨的复位而复位。复位后踝关节外翻背伸位杉树皮夹板外固定。

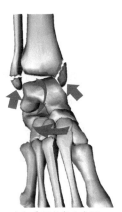

内翻骨折整复示意图

3. 外翻骨折：整复时医者一手握前足，在牵引下将踝关节极度内翻并背伸，另一手环握踝部，拇指顶住内踝尖，向外上推顶即可复位撕脱骨折的内踝。如果同时有外踝骨折，复位内踝后医者以拇指继续推压内踝维持复位，其余四指环握踝部保持踝内翻并背伸，另一手拇指按住外踝远端，向内上推压即可复位外踝骨块。如有下胫腓联合分离，助手维持踝关节内翻位，医者双手掌用力对向环抱扣挤内外踝即可复位。复位后踝关节背伸内翻位杉树皮夹板外固定。

4. 纵向挤压骨折：医者双手握患足，与远端助手一起大力拔伸牵引，并摇摆旋转踝关节，纠正垂直压缩移位。对侧方分离移位，医者放松牵引，用双手掌对向环抱扣挤内外踝即可复位；如有后踝骨折，医者在牵引下极度背伸踝关节进行复位；如有前踝骨折，医者在牵引下用力跖屈踝关节进行复位。复位后在踝关节相应背伸（有后踝骨折）或跖屈（有前踝骨折）位用杉树皮夹板外固定。

5. 侧方挤压骨折：医者双手握足部，大力拔伸牵引下逆暴力损伤方向推压即可纠正成角移位。

【外固定材料准备】

（1）一般采用内侧、外侧、后侧、前侧4块杉树皮夹板。夹板上宽下窄呈梯形，宽度约为相应肢体周径的1/5。对需保持踝背伸位固定及足底部支撑者，按足底形状修剪成杉树皮足托板1块。所有夹板厚度约为0.3—0.4cm，边缘略削薄并修剪光滑。夹板近端、远端边缘压软，在内外踝、足跟处均予塑形。

夹板的放置：夹板长度近端均到胫骨结节下缘水平，远端前侧块夹板到前踝，内侧、外侧、后侧3块夹板均到足跟底平面。如果是跟骨骨折，可不用前侧夹板；若是胫腓骨中下段及远端骨折，不用足托板。

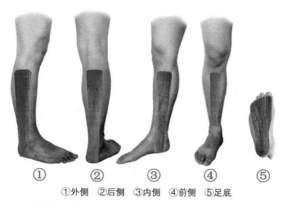

①外侧　②后侧　③内侧　④前侧　⑤足底

杉树皮夹板的位置

（2）桃花纸2张。

（3）1×100cm胶布条6条。

（4）中号绷带2—3只。

（5）棉花衬垫若干。

【外固定步骤】

整复成功后，助手持续牵引维持复位。医者在胫骨前缘、内外踝等骨性突起部位及后踝足跟处及夹板上下端衬以棉花垫保护，如有必要可根据压垫原则在相应骨折脱位处放置压垫，伤处外敷伤膏。用双层桃花纸包缠小腿中下部及踝足部，按后侧、内侧、外侧、前侧顺序安放夹板，助手握持夹板远近端临时固定。先用胶布自上而下螺旋粘扎，远端用2条胶布纵向绕过足底部U形拉紧，再分别用绷带、胶布自上而下作螺旋形包扎固定，远端再用胶布纵向U形拉紧。

如为踝关节骨折或脱位，整复后可根据压垫原则在踝关节放置压垫。如果是踝部骨折合并距骨后脱位的患者，夹板固定时后侧夹板要垫厚棉垫以托起足跟，防止距骨再移位；根据复位后踝关节需维持的体位，外翻固定者内外侧夹板在踝部外翻塑形，同时内侧夹板在内踝下方垫厚棉垫，使踝关节保持在外翻位；内翻固定者内外侧夹板在踝部内翻塑形，同时外侧夹板在外踝下方垫厚棉垫，使踝关节保持在内翻位；需要将踝关节背伸固定者，将足托板置于足底，

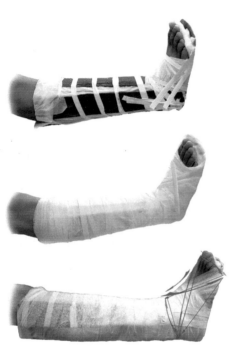

红色路径为内翻位绷带外固定
蓝色路径为外翻位绷带外固定

外固定

足底部垫适量棉花，用胶布纵向U形牵拉，经踝部绕过足底部拉紧固定，保持踝关节在背伸位。再分别用绷带自上而下作螺旋形包扎，足部根据内翻或外翻分别采用正向或反向8字形绑扎固定；最后用胶布自上而下作螺旋形包扎，足部再次用胶布8字形粘扎并纵向U形拉紧固定。

如为跟骨骨折，可不用前侧夹板，采用外侧、后侧、内侧或足托板进行固定。踝关节多置于跖屈位或中立位。

固定后根据外固定松紧度，每5—7天进行复查换绑，一般固定时间为4—6周。对不稳定的长斜形、螺旋形骨折、粉碎性骨折、严重胫距关节脱位等，可先行跟骨牵引，再配合手法进一步复位后结合杉树皮夹板外固定治疗。将内侧、外侧夹板远端中线处开一槽，外固定时将牵引针穿套在槽内，再分别用胶布—绑带—胶布依次螺旋形包扎固定。一般牵引时间为4—6周。

【注意事项】

肿胀剧烈或合并较重软组织损伤而无法用外固定或手法复位者、严重垂直压缩骨折者，可行跟骨牵引，牵引后配合手法进一步复位。如皮肤软组织条件允许，可结合杉树皮夹板外固定治疗。严重不稳定的骨折合并韧带损伤者，需内固定治疗。

【病例介绍】

患者女性，32岁，左踝关节外旋骨折整复前后。

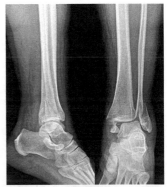
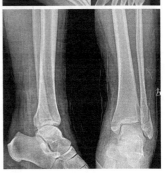

整复前后

（六）肩关节脱位

【复位手法】

采用"拔伸膝顶法"复位：患者坐方凳上，助手双手按住并固定患者的肩部，医者站于患肢外侧，一脚踏在患者坐凳的外侧，膝部垫入患肢腋下。医者一手置于膝上托住患者腋下肱骨头，另一手握患肢前臂沿上肢纵轴大力拔伸牵引，同时将患肢外展、外旋，然后以膝盖为支点下压内收上肢，医者另一在腋下的手顺势向上端提肱骨头，即可复位。如患者肩部肌肉发达，也可由另一名助手进行拔伸牵引，医者双手在患者腋下端提配合膝顶复位。

也可采用"足蹬牵手法"复位：患者取仰卧位，医者立于患侧床边，靠床边的一足蹬于患侧腋下，同时双手大力拔伸牵引患侧上肢，牵引中逐步

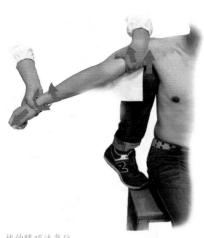

拔伸膝顶法复位

外展并极力外旋患肢后，加大足蹬力量同时内收患肢，即可复位。

另外张氏骨伤疗法还用"托顶旋肢法"进行复位：患者坐位，医者站于患肢外侧，一手握患肢前臂向外下方牵引，并外展、外旋，另一手环握患肩，拇指在患侧腋下持续用力向上向外托顶推压，同时在牵引下将患肢内收、屈肘至胸前位，即可复位。

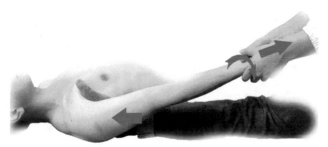

足蹬牵手法复位

　　如患者肩部肌肉强健而复位困难，可行"牵引甩臂法"复位：在患侧上肢行皮牵引，牵引重为2—5kg，在疼痛可承受范围内，嘱患者不时前后轻甩患肢，以加大牵引力量，放松肩部肌肉，一般牵引0.5小时左右，再行"拔伸膝顶法"，多能成功复位。

　　如合并肱骨大结节撕脱骨折，在多数情况下，肩关节脱位复位后撕脱的大结节骨块也随之复位。

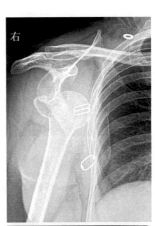

【注意事项】

　　复位前注意检查有无合并肩袖损伤、肱骨大结节或外科颈骨折、肱二头肌长头腱滑脱及腋部神经血管损伤等。复位时注意手法要轻柔，忌用粗暴手法以免发生骨折或损伤神经血管等。复位后肩部即恢复钝圆丰满的正常外形，搭肩试验为阴性。复位后将患肢屈肘90°，三角巾悬挂置于胸前制动3周。

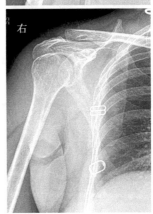

【病例介绍】

　　患者女性，68岁，右肩关节前脱位整复前后。

复位前后

（七）肘关节脱位

【复位手法】

采用"环抱推捺法"复位：患者取坐位，助手托住患肢前臂牵拉扶正。医者站在患者身后，双手拇指分别按住尺骨鹰嘴与桡骨小头后侧处，双手其他手指重叠环抱在肘前窝压住肱骨远端。医者双手拇指用力向前推压捺正，余指将肱骨远端向后端提，即可复位。

侧方脱位可先行屈肘位拔伸牵引，同时采用展收手法逆损伤机制进行肘外翻或内翻，再行侧向推压捏挤或端提捺正手法即可纠正侧方脱位。

前脱位手法与后脱位相反，医者双手拇指分别按住肱骨远

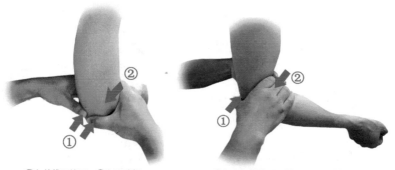

①向前推压捺正　②向后端提　　　　　①向上向前推顶　②向下向后端提

肘关节后脱位复位　　　　　　　　肘关节前脱位复位

端，其他手指环抱在肘前窝压住尺骨近端。在助手牵引下医者双手拇指用力向前向上推顶捺正，余指将尺骨近端向后向下端提，即可复位。

【注意事项】

复位前注意诊断是否有合并骨折或血管神经等损伤。合并骨折时先复位脱位再整复骨折。复位后用杉树皮夹板将肘关节固定于屈肘90°前臂旋转中立位2—3周。功能锻炼时要注意防止被动暴力牵拉，以免引发骨化性肌炎等并发症。

【病例介绍】

患者男性，28岁，右肘关节后脱位整复前后。

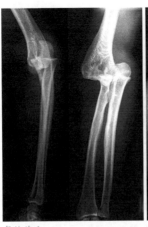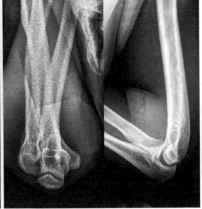

复位前后

（八）髋关节脱位

【复位手法】

1. 后脱位

（1）采用"拔伸外旋法"复位：患者仰卧于地板上，助手按住两侧髂前上棘固定骨盆。医者一手握住患肢踝部，另一手托在患肢腘窝处，牵拉扶正使患者髋膝关节各屈曲90°。首先医者在患肢内旋内收位沿股骨纵轴向前拔伸牵引，将脱位的股骨头拔伸至髋臼外下缘水平，然后在牵引下外旋股骨，即可使股骨头滑入髋臼内复位。复位后患肢即可伸直，恢复活动功能。

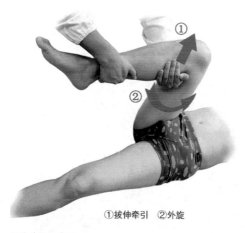

①拔伸牵引 ②外旋

拔伸外旋法复位

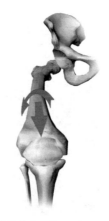

拔伸外旋法复位示意图

（2）采用"拔伸回旋法"复位：此手法右侧复位时与"反问号法"相同。患者仰卧于地板上，助手按压固定骨盆，医者一手握患肢踝部，另一手托放在腘窝处，牵拉扶正患髋、患膝至各屈曲90°位。医者沿股骨纵轴向前大力拔伸牵引，然后在持续牵引下，先使患肢内收、内旋，再在牵引下极度屈曲髋关节，然后将患肢外旋、外展并逐步伸直髋关节，即可使股骨头滑入髋臼而复位。

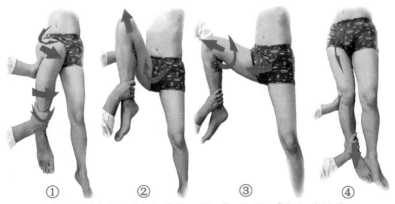

①屈髋屈膝牵引下内收内旋　②极度屈髋　③外展外旋　④牵引下伸髋复位

拔伸回旋法复位

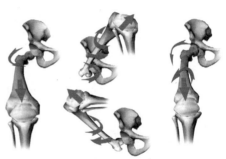

拔伸回旋法复位示意图

2. 前脱位

（1）采用"拔伸内旋法"复位：患者仰卧于地板上，助手按住两侧髂前上棘固定骨盆。医者一手握患肢踝部，另一手托放在腘窝处，牵拉扶正患髋、患膝至各屈曲90°位。医者沿股骨纵轴在外展、外旋下用力拔伸牵引患肢，然后逐步内旋，即可将股骨头滑入髋臼内复位。

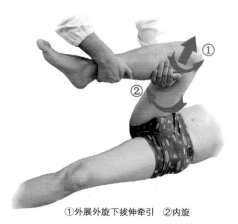

①外展外旋下拔伸牵引　②内旋

拔伸内旋法复位

（2）采用"拔伸回旋法"复位：此手法右侧复位与"问号法"相同。患者仰卧于地板上，助手按压固定骨盆，医者一手握住患肢踝

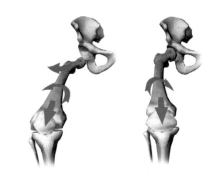

拔伸内旋法复位示意图

部，另一手托放在腘窝处，牵拉扶正患肢至屈髋屈膝90°位。医者首先沿股骨纵轴向前用力拔伸牵引，在持续牵引下将患肢外展、外旋，再极度屈曲髋关节，然后在牵引下将患肢内收、内旋，最后逐步

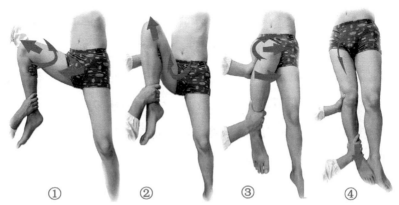

①屈髋屈膝拔伸下外展外旋　②极度屈髋　③内收内旋　④牵引下伸髋复位

拔伸回旋法复位

伸直髋关节，即可使股骨头滑入髋臼而复位。

3. 中心脱位

中心性脱位一般合并骨盆骨折，采用手法复位结合骨牵引治疗。手法整复时前先行股骨髁上骨牵引，患者取卧位，助手固定骨盆，医者握牵引针或股骨远端，在轻度屈髋屈膝下，将患肢外展并用力拔伸牵引，即可将陷入骨盆的股骨头复位。持续骨牵引，维持患肢屈髋、屈膝各呈15°—20°，下肢外展30°—40°，足旋转中立位牵引。如骨盆骨折有移位，采用推压、环抱扣挤、屈伸展收及摇摆研磨等手法复位。如脱位难以复位，可在大粗隆处钻入一牵引钩，在股骨轴向牵引的同时，增加外下方向的复合牵引来复位。

【注意事项】

髋关节脱位注意排除合并有血管、坐骨神经、盆腔内脏器官损伤可能。陈旧性脱位复位切忌使用暴力，以防发生股骨头损伤或股骨颈骨折等合并症。如手法复位困难，不应勉强反复进行，而应改行持续骨牵引后再行复位，如失败则须行手术治疗。

复位后可采用皮肤牵引或骨牵引维持，皮肤牵引重量为2—3kg，骨牵引重量为4—5kg，并穿丁字鞋防止患肢内、外旋转，牵引3—4周；中心性脱位复位后，改股骨髁上纵向牵引及股骨粗隆侧方牵引的重量至维持量，共需牵引8—10周。

【病例介绍】

病例一：患者男性，34岁，左髋关节后脱位复位前后。

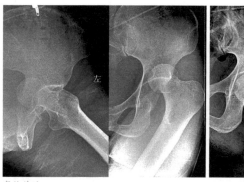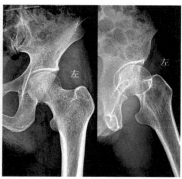

复位前后

病例二：患者男性，41岁，右髋关节前脱位复位前后。

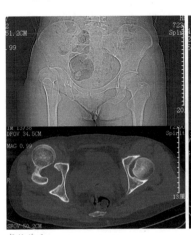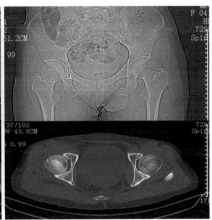

复位前后

（九）成功案例

新登有一位药店老板左股骨骨折，找了好多医院效果都不佳，眼看要落下残疾了，就慕名来到东梓关。张绍富用手法帮她重新接骨。治愈后，她在自家药店门口贴了一张告示："上图山有一位神医，大城市看不好的病能在他这里手到病除。"于是张氏骨伤疗法在这一地区名声大振。

杭州钱江航运公司某职工，踝关节处毁损，去几家大医院就诊，均被告知要截肢。他抱着试试看的心态，到东梓关找到张绍富医治。经手法整复、中药调理后，下肢竟完全恢复了健康。他感激地称赞张绍富为"活着的华佗"。这件事在《浙江日报》上一登载，"富春江畔活华佗”的美誉迅速传遍了浙江大地。

吴楠是哈尔滨医科大学的一名老干部，患退行性脊柱病和腰椎压缩性、粉碎性骨折。在东北几家大医院治疗多年不见好转。吴楠和家人本想南下广东求医，在火车上听说浙江富阳东梓关的张医生擅长治这类病，便改道到富阳，想碰碰运气。张绍富检查后发现吴楠的病情较为复杂，虽能用手法整骨和中医辨证治疗，但治疗过程较长。吴楠将信将疑地接受了半个月治疗，没想到多年没有知觉的腰部居然能动了。但吴楠单位的领导并不了解这家乡村小医院，便派了一名处长想接吴楠回去治疗。谁料这位处长一路舟车劳顿颠簸，在抵达东梓关码头时，腰椎间盘突出症的老毛病犯了。张绍富立即为他做了推拿整复术，开了中药方，7天后康复了。而吴楠经他精心治疗也痊愈了。一时间，他们的就医传奇传遍哈尔滨医科大学，张绍富的盛名也传扬到了东北大地。

张氏骨伤疗法的传奇故事在第五代传人张玉柱手中续写着。

萧山南阳镇南阳村有个14岁的少年叫汤忠林，从楼上摔下导致第12胸椎压缩性骨折合并外伤性截瘫4年，四处求医却未好转。年迈的奶奶背着骨瘦如柴的孙子，慕名来富阳找张玉柱。当时汤忠林的双腿已无知觉、大小便失禁。张玉柱为他设计了治疗方案。第一个疗程下来，汤忠林大小便失禁就得到控制，肌力逐渐复苏。经过7个月治疗，他终于重新站起来了，步履自如，重返校园。

杭州某药业公司副总经理沈慧琴，摔倒造成左小腿胫腓骨及踝部骨折，伤势严重，辗转杭州几家大医院，都说必须手术内固定，开两次刀，一年半后方能基本恢复。工作繁忙的沈慧琴不想因病耽误工作，四处寻找最佳疗法，于是，慕名来到富阳找张玉柱试试。张玉柱看了X线片，肯定地说："我们医院治疗这一病症不用开刀，用杉树皮小夹板固定，辅助中药治疗，两个月后就能下地锻炼走路。"经张玉柱五次精心治疗，两个月后，沈慧琴果然能下地锻炼了，不久就高高兴兴上班去了。期间所花医药费总共不到1000元。

2011年7月2日，杭州两岁女童妞妞从10层高楼坠落，在即将落地的瞬间，吴菊萍伸出双臂接住了孩子，挽救了一个鲜活的小生命。而她自己却当场昏迷，左手臂骨折。经医院拍片诊断，她的左桡尺骨被砸成粉碎性骨折，移位明显。医院决定手术治疗。因不想做手术，她来到富阳市中医骨伤医院求治。正在北京出差的张玉柱知道吴菊萍的事迹后，第二天就赶回了医院。经过仔细检查，他力排众议，决定用张氏骨伤疗法对她的骨折施行复位和固定。结果吴菊萍骨折愈合，功能恢复正常，手臂上并未留下任何疤痕。著名骨伤专家肖鲁伟教授这样评价："三个月后，我看到了对线良好、有明显骨痂生长的X线片，看到吴菊萍脸上的笑容，还与吴菊萍受过伤的手掰起了手腕，感受到了那只手的力量。我终于把悬着的心放下了。张氏正骨技

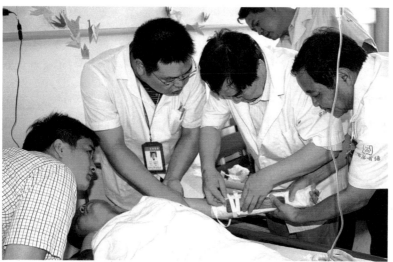

张玉柱为吴菊萍手法整复

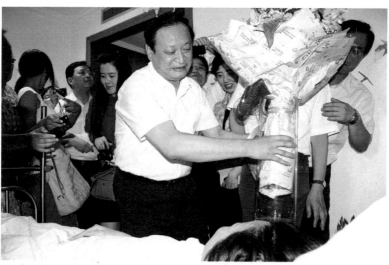

卫生部副部长王国强前来看望在富阳市中医骨伤医院治疗的吴菊萍

术了不得，张玉柱的自信正是源于对张氏正骨技术的完全把握。"世界各大媒体竞相报道"最美妈妈"吴菊萍的事迹，以及张氏正骨技术为吴菊萍疗伤的神奇故事。

张氏骨伤疗法的一代代传人利用中华传统医术治愈了无数疑难重症病人，也正是这些奇迹，像一则则具有冲击力的广告不断地提升着杭州市富阳中医骨伤医院的知名度和美誉度。

四、传承与保护

富阳张氏骨伤疗法，从民间医术实现了向现代医学进军的奇迹般跨越，成为与河南洛阳、广东佛山、山东文登齐名的我国重要骨伤疗法流派之一。这期间经过了六代人不懈奋斗，在奋斗的过程中，他们精湛的医术和高尚的医德实现了完美的结合。

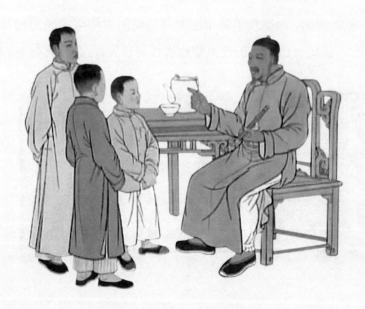

四、传承与保护

富阳张氏骨伤疗法,从民间医术实现了向现代医学进军的奇迹般跨越,成为与河南洛阳、广东佛山、山东文登齐名的我国重要骨伤疗法流派之一。这期间经过了六代人不懈奋斗,在奋斗的过程中,他们精湛的医术和高尚的医德实现了完美的结合。

[壹]传承谱系及传承人

(一)传承谱系

家族传承、师徒传承是中医尤其是民间祖传医术的传统传承方式。张氏骨伤疗法历代主要代表性传承人有:创始人张永积

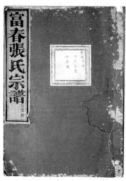

张氏宗谱

（1788—1862年），道光年间开始从医；第二代传人张士芳（1855—1924年），又称张郎生、张兰生；第三代传人张清高（1889—1952年），又称张阿毛；第四代传人张绍富（1922—1992年）；第五代除代表性传承人张玉柱（1947年—　　）之外，还有张玉柱的三弟张玉明、四弟张玉良等，共计36人。

张氏骨科传承谱系

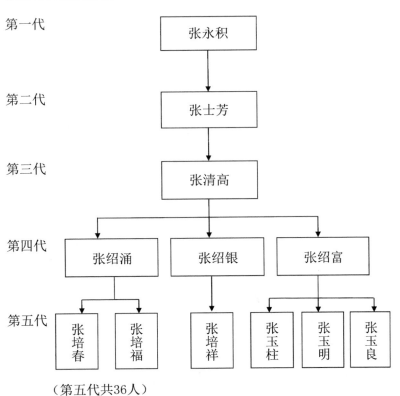

（第五代共36人）

张氏骨伤疗法的第三代传承人张清高，很早就接过父亲的衣钵，将家传医药绝技发扬光大。他采药、疗伤的足迹遍及富阳、桐庐、新登、诸暨、萧山等邻近地区，留下了许多脍炙人口的故事。其中，《张清高与乞丐》讲述了张清高风雪夜巧遇乞丐的故事。这段奇遇，张清高多次向儿孙提起，意在让儿孙谨记祖训，要与人为善，济世扶贫。

第四代传承人张绍富是张氏骨伤疗法里程碑式的人物。他自幼熟读《内经》、《伤科大成》、《伤寒论》、《伤科补要》、《医宗金鉴》等医学著作，在继承总结祖传医术的基础上，对外伤截瘫、内伤、骨伤、妇科、杂症等疗法都有较大发展。在富春江两岸流传着他妙手回春治愈疑难杂症的故事。

在第四代传承人张绍富之前，张氏骨伤疗法的传承方式都是家族传承、父子或祖孙相授。从张绍富开始，突破了"技不外露"、"传子不传女"等家族传承方式的羁绊，既传同宗同姓也传外姓，既传男性也传女性，他带出了张氏子弟和外姓男女徒弟共36人，这些张氏骨伤传人已成为富阳及全省14家医院的"台柱子"。他们不仅遵从师训，还突破门户，博采众长，各自有了独到和创新之处，合力将张氏骨伤疗法推到了一个新的高度。

（二）主要传承人简介

1. 张绍富

张绍富（1922—1992年）为张氏骨伤疗法第四代传人，系中国中医研究院骨伤研究所客座研究员、浙江省名中医、主任中医师。他自幼从父习医，刻苦钻研，使祖传医术发展成为理论体系完善、学术内涵丰富、疗法独树一帜的中国中医骨伤科的重要学术流派之一，在国内外享有很高的声誉。慕名就医者来自全国各地，包括港澳地区，还有日、美等国外的患者。他把高超的医术无私奉

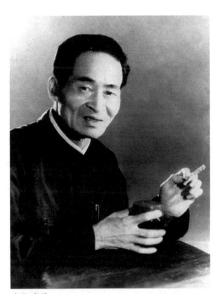

张绍富像

献给成千上万的骨伤患者，把丰富的临床经验毫无保留地传授给后代。他生前有"富春江畔活华佗"、"白求恩式好医生"之称。

张绍富13岁就随父行医，20岁已深得祖传医道，开始为乡邻诊病。新中国成立之后，张绍富在党和政府的支持下，创办起以治疗骨伤为主的东图医院（前身）。从此，这所简陋的山村医院成为远近闻名的治伤医院，张绍富在那里默默地奉献了整整27年。为了提高自己的医术，长期以来，张绍富先生在中医骨伤治疗方面刻苦钻研，勇于探索，成功地对传统正骨方法进行改进，总结出50种徒手正骨方法，"一句话工夫"就能稳、准、巧地将断骨重新复位，并研制出"艾

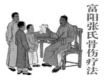

火薰针"及"丹参蔓荆散"等十多种内服外用的中药制剂，疗效显著。

张绍富革新了祖传的"杉树皮小夹板固定治疗骨折"的方法。杉树皮小夹板价低廉、质轻便，只需对骨折处作局部外固定，便于伤者尽早进行功能锻炼，促进骨折愈合与功能康复。该方法曾获杭州市优秀科技成果奖。

1986年1月，政府为光大张绍富的医术，在富阳创建了富阳县中医骨伤科医院，请张绍富担任名誉院长。1986年9月，全国骨伤科外固定学术会议在北京中国中医研究院举行。衣着朴素、精神矍铄的张绍富向来自全国的300多位骨伤科专家作了题为"旋前屈肘法整复治疗肱骨髁上伸直型尺偏形骨折的体会"的学术报告，得到了专家们的纷纷称赞。全国著名骨伤科专家、中国中医研究院骨伤科研究所所长尚天裕教授，紧紧握住张绍富的双手说："你的报告令人耳目一新。"尔后，中国中医研究院骨伤科研究所聘请张绍富先生为客座研究员。1987年，他被破格晋升为主任中医师，成为杭州市第一位由师承成才的正高级中医师。

张绍富的先进模范事迹多次被报刊、电台、电视台等媒体报道，他曾多次当选为富阳市、杭州市人大代表，先后荣获浙江省优秀共产党员、杭州市劳动模范、浙江省卫生先进工作者等称号。1992年，张绍富不幸因病去世。1995年2月27日，张绍富先生铜像在富阳

市中医骨伤医院老
院区内落成，并为
杭州市、富阳市爱
国主义教育基地。
随着医院的整体搬
迁，他的全新全身
像在新院区张绍富

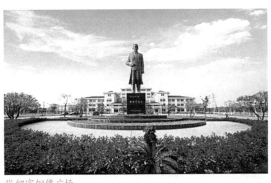

张绍富铜像广场

铜像广场隆重揭幕，他的名字将永远镌刻在富阳骨伤疗法发展史的
里程碑上。

2. 张玉柱

张玉柱（1947年—　）系张绍富长子，张氏骨伤疗法第五代传
人，主任中医师，原任富阳市中医骨伤医院院长，退休后被聘为终
身名誉院长，国家级非物质文化遗产代表性传承人。他是第四批、
第五批全国名老中医药专家学术经验继承工作指导老师，浙江省名
中医，浙江中医药大学硕士生导师，兼职教授，国家中医药管理局
"十五"、"十一五"、"十二五"骨伤重点专科（中医骨伤）建设项目
及浙江省中医正骨医疗中心学科带头人。先后担任中华中医药学会
骨伤科分会副主任委员，世界中医药学会联合会骨伤科专业委员会
副会长，浙江省中医药学会骨伤科分会副主任委员，杭州市中医药
协会副会长，杭州市中医药协会骨伤科专业委员会主任委员，杭州

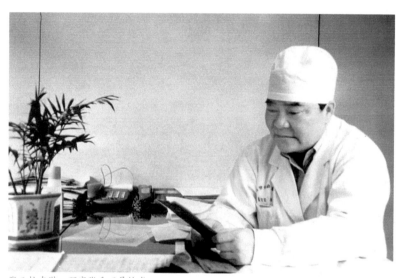

张玉柱在潜心研究张氏正骨技术

市高级职称评审委员会委员,《中国中医骨伤科》杂志副主编,《中医正骨》杂志、《浙江中医药大学学报》和《浙江中医》杂志编辑委员会委员。荣膺浙江省优秀共产党员、杭州市劳动模范、富阳市"德艺双馨"医卫工作者等称号,是浙江省十届、十一届人大代表,享受杭州市政府特殊津贴。

在良好家风的熏陶下,"仁者爱人"、"以德立身"的思想在他的心里打下了深深的烙印。张玉柱常对人说:"钱花得完也有得赚,而品德一旦丢失,却无法再用金钱买到它。""重气节、轻名利"是张玉柱的立身之本,也是他治院的原则。2013年8月,浙江省中医药管理局发出《关于开展向张玉柱同志学习的决定》，号召全省中医药工作者向张玉柱学习。

在临床工作中，张玉柱坚持走继承与发展相结合的道路，力求在先父一整套治伤接骨技术的基础上有所创新和突破，他在"手法整复"、"百草膏外敷"、"杉树皮小夹板固定"诊治骨伤三绝的基础上，将现代医术与张氏传统正骨理论有机地结合起来，进而在手法整复、杉树皮小夹板固定治疗骨折方面不断完善与提高，并在中医药治疗脊髓损伤、脑挫伤后遗症等方面有独到建树。

在处理好繁忙的院务和临床任务之余，张玉柱刻苦钻研中医理论，先后撰写了《中医分期治疗外伤性截瘫的临床分析》、《杉树皮小夹板固定治疗骨折的机理分析》、《杉树皮夹板固定治疗肱骨髁上骨折预防肘内翻的研究》等学术论文十余篇，相继在国家级杂志发表，主编《富阳张氏骨伤诊疗技术》、《张氏骨伤正骨复位与外固定技术》等专著，受到同行广泛好评。近年来，他主持或参与国家中医药管理局、

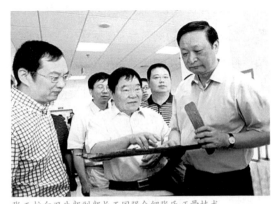

张玉柱向卫生部副部长王国强介绍张氏正骨技术

浙江省卫生厅、杭州市科技局等课题二十余项，获浙江省科技进步奖、浙江省中医药科技奖、杭州市卫生科技创新奖、富阳市科学技术奖等11项奖项。

作为医院的管理者和决策者，张玉柱坚持中医特色，突出传统中医药优势，同时注重中西医结合，走"大专科，小综合"的办院道路，明确科技为先，博采众长、突出张氏骨伤特色，精心打造"富阳骨伤"品牌。在他的带领下，医院得到快速发展。目前杭州市富阳中医骨伤医院已成为浙江省唯一一家通过国家级评审的三级甲等中医骨伤专科医院，同时也是国家中医药管理局国家中医重点专科单位，国家临床重点专科建设单位，全国中医药文化重点建设单位，中华中医药学会首批"中医骨伤名科"。

（三）祖传医技传承与弘扬

张氏骨伤疗法自创始人张永积开始，医技代代相传，经张士芳、张清高等人的刻苦钻研，博采众长，精心实践，形成了独具特色的诊疗技术，手法整复、杉树皮小夹板固定、百草膏外敷、中药汤剂内服等已经基本形成。在清末，上图山张氏骨伤科已经家喻户晓。

传至第四代张绍富后，他在前人经验的基础上，勤求古训，博采众方，取人之长，补己之短，大胆创新，临证中不断对张氏骨伤诊疗技术予以改进、完善。张绍富提倡内治与外治兼顾，动静相辅，长于手法整骨，自成一体。在整骨手法、杉树皮夹板固定等方面张绍富超越前辈，明显提升了疗效。另外张绍富在内外伤的辨证施治、临床用药上也取得了较大的成就，对外伤性截瘫的诊治有独到的经

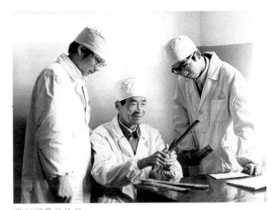

张绍富带徒传教

验，为世人所称道。张绍富行医治伤注重总结研究，在其近60年的临床实践中初步形成了张氏骨伤"整体辨证、手法整复、杉皮固定、内外兼治、筋骨并重、动静结合、功能锻炼"的学术思想，而对骨伤科疾病在手法整复基础上采用祖传百草伤膏外敷、杉树皮夹板外固定的疗法堪称富阳张氏骨伤的"治伤三鼎"。张绍富学术特点可概括为四个方面：一是诊伤上，重全身、察局部、详查病情；二是手法上，重手法，求灵巧，以巧胜拙；三是固定上，超关节、小夹板、固定灵便；四是用药上，审部位、辨虚实、注重胃气。

张玉柱全面继承其父张绍富的治伤接骨技术，成为富阳张氏骨伤疗法第五代传承人的代表。在传承先辈经验的基础上，他刻苦钻研，熟读中医典籍，兼学现代医学，把生物力学等现代科学融入传统医学之中，使张氏骨伤疗法具有了明显的时代特色，并逐步走向

理论化、系统化与科学化。他坚持走"继承与发展、传承与创新相结合"的道路，推崇"传承不泥古、创新不离宗"，在手法整复、百草膏外敷、杉树皮夹板固定治疗骨伤的"治伤三鼎"上，将现代正骨理论与张氏传统医术有机地结合起来，在治疗四肢骨折和脊椎损伤、脑外伤后遗症等方面都有独到之处，医术十分精湛。

在近50年的临床实践中，张玉柱逐步形成了较为完整的骨伤诊疗技术与操作规范，同时开展系统的理论总结，完善丰富了张氏正骨手法，总结提出了"张氏正骨十二法"，真正形成了以"整体辨证、手法整复、杉皮固定、内外兼治、筋骨并重、动静结合、功能锻炼"为核心的富阳张氏骨伤学术体系。为更好地研究与传承张氏骨伤学术思想，他和王人彦主编出版了张氏骨伤专著《富阳张氏骨伤诊疗技术》、《张氏骨伤正骨复位与外固定技术》，为张氏骨伤的传承与发展留下了宝贵的资料。他的学术思想与临诊特色可概括为五个方面：①诊伤断证上，详释病情，七诊合参；②损伤用药上，顾护脾胃，擅用疏法；③手法整复上，巧用劲力，收骨入位；④夹板固定上，量身塑形，松紧相宜；⑤功能锻炼上，动静结合，善用器具。

如今，富阳张氏骨伤疗法采用传统中医及中西医结合的治疗手段，在治伤接骨方面独树一帜，在保持与发扬传统骨伤治疗技术的同时，将传统中医与现代医学完美结合起来，特色鲜明。现代医学科学技术的发展赋予了张氏骨伤新的内涵，在巩固提高传统中医药特色优势的同时，不断吸收和利用先进的科学技术和现代化手段，不仅能对复杂的四肢骨干骨折及关节内骨折进行手法与手术治疗，还能进行脊柱、关节、创伤、骨病、肿瘤等复杂疑难病证的治疗，为骨伤患者提供完善、系统的诊疗。

（四）医德传承与弘扬

自创始人张永积及其后人张士芳、张清高，一路行来，耕读传家、积善行德，尚武交友、精于医术。在上图山村民口口相传的故事中，张家人对病人的慈善是有口皆碑的。

在张清高这一代，张氏骨伤已经形成了他自己的行医规矩：同行相敬，步行出诊，免费看病，食宿相赠，一视同仁。

——同行相敬。有同行的村，他不出诊。同行们都在为生计而行医，相互之间要讲究行规，不能只顾自己而有损别人。

——步行出诊。出诊都步行，不可以让病人家属来抬。有的病人不能上门就医，有些同行让病人家属用兜子、轿子来抬着去出诊。张清高认为家有病人本身已经很艰难，再要求他们来抬着自己去出诊，这从道义上说不过去。

——免费看病。同村的不收钱，湖源山里人不收钱，困难人家不收钱，其他的"郎中包"随送，不论多少。

——食宿相赠。十里以外的病人要供饭且不收膳宿费。这是张清高善待病人的一个旁证。不仅供饭，路更远的，不能当日回家的，还要提供住宿，以至到张绍富这代的时候，经常粮票脱节，买"黑市粮"成了常有的事。

——一视同仁。对病人只看病，不问其贫富贵贱。病人，是不分高低贵贱、贫富尊卑的。在张清高眼里，不管是穷人还是富人，生病了就是一种痛苦。

张氏骨伤的这几条祖训，与孙思邈《大医精诚》追求的文化核心价值不谋而合。《大医精诚》有"勿避险巇、昼夜寒暑、饥渴疲劳，一心赴救，无作形迹之心"，又有"凡大医治病，必当安神定志，无欲无求，先发大慈恻隐之心……华夷愚智，普同一等，皆如至亲之想"，还有"夫为医之法，不得多语调笑，娱谑喧哗，道说是非，议论人物，炫耀声名，訾毁诸医"……张氏先祖从医家诚心救人的理念出发，在救人急难的实践中，展示出人文关爱。

步入杭州市富阳中医骨伤医院大厅，满壁的铜浮雕，主题是"大医精诚"，医院宗旨"广施仁术，福泽民众"赫然高悬；院训是"博学、精诚、传承、创新"；弘扬的是"仁心仁术，业精于勤"精神。无论是宗旨、院训还是张氏祖训，指向的都是用爱心为病人治病、以病人为中心的理念。

张绍富用自己的一生书写了大医精诚、医乃仁术的丰富内涵，他的大医美德在富春江畔广为流传。他的心里只有病人，通常每晚只睡三五个小时，有时候夜里还会有病人上门。他的睡眠时间也已压缩到无法再短了。白天在医院工作时，他的午餐几乎都是在快餐饭上面浇一点菜和汤的"盖浇饭"。

1984年冬天，浙江省卫生厅和中

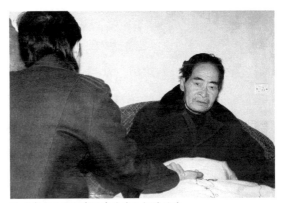

卧病在床的张绍富还在为病人把脉治疗

医药管理局联合组织一批名老中医在杭州义诊，张绍富和过去一样"逢义诊邀请必到"。然而，当时他正患感冒，发烧39℃。义诊现场，他的桌前被病人挤得水泄不通。一天下来他强忍不适，一直在替病人摸、捏、推、提诊治着，累得头晕眼花、浑身无力。中午，别人都已经吃过饭了，张绍富却仍没有停下来，快餐盒摆在旁边的桌上，连扒几口的工夫都没有。

张绍富60岁生日那天，正好赶上上图山村传统节日，同时也是他儿子结婚的大喜日子，可谓双喜临门。一大早，祝寿、贺喜的来宾络绎不绝，张家老宅热闹非凡。

"今天就别去医院了，好好在家休息一天，接待客人。"医院的领导和家人都这样劝他。但张绍富却是"身在曹营心在汉"，"自己做寿，儿子结婚都是私事，我不能因为私事耽误了公事。我还是到医院看一看再回来吧。"扔下这句话，张绍富快步走出家门，大家熟悉他的脾气，只能无奈地摇摇头。一到医院，果然好多病人在等着张绍富，他立刻投入到诊病中。

一直忙到深夜，张绍富才回到家里，筋疲力尽地吃了些寿宴和喜宴的饭菜。对于他来说，只有这样，这一天才没有白过，才对得起病人，对得起自己。"人是应该对社会有一点贡献的。只有一天天踏实过下去、为一个个病人解除病痛，活着才有真正的价值。"张绍富的话至今还留在张氏骨伤传人和富阳百姓的心中。

1986年10月，一位风华正茂的女青年不幸摔成腰椎骨折伴下肢截瘫。张氏骨伤传人张剑英和张培春五年如一日，坚持上门为其治疗，并勉励她与困难作斗争，最后这位女青年不仅身体康复，还事业有成，爱情美满。许多新闻媒体报道了这一感人的事迹。

这样的故事在医院的每个医生身上都有发生。医生们总是在问寒问暖中完成对病人的正骨治疗，因为他们认识到，医生的言行，会影响病人的情绪和病情的康复。"用心去看病"是杭州市富阳中医骨伤医院每位张氏骨伤传人、每个员工都牢记的座右铭。

作为张氏骨伤疗法第五代代表性传承人，张玉柱心里最大的信念就是把祖辈留下来的技艺"传承下去、发扬光大"，与此同时，他也保持和发扬了"仁爱救人，赤诚济世，不图钱财，贫富无欺"的祖训，把父辈一生行医所坚持的大医美德内化于心。

对张玉柱来讲，病人就是他的一切，医院就是他的家。他几乎没有节假日，甚至大年三十都在医院里度过。用他的话说，不去医院看看心里不踏实。他用爱心去治病，视病人如亲人。作为院长，他事务繁忙，然而全国各地慕名前来找他的患者经常堵住他办公室的门不肯离去，他只好尽量挤出时间为这些患者看病。他每天总是很早到办公室接待患者，院长办公室常常成了临时专家门诊室。

由于名声远扬，杭州不少医院高薪聘请张玉柱去坐诊，并承诺高额的挂号费全部归他所有，但张玉柱谢绝了。还曾有老板希望收购医院或邀他共同办院，并承诺给张玉柱高额年薪和股份，同样也被张玉柱谢绝了。不少病人病愈后送来钱物，全都被张玉柱婉言谢绝。"钱就算花完还有得赚的，品德一旦丢失，却无法用金钱买到。"张玉柱常这样说。行风监督员这样评价张玉柱：不少学过"张氏骨伤疗法"的医生开办民营诊所早已成为富翁，而作为第五代代表性传承人的张玉柱却一直在为公立医院的发展殚精竭虑，这种精神尤为可贵。作为成功救治"最美妈妈"吴菊萍、"最美爸爸"黄小荣的张院长，就是最美院长。

2013年8月，浙江省中医药管理局发出《关于开展向张玉柱同志学习的决定》，号召全省中医药工作者向张玉柱学习。学习他高尚的医德医风、救死扶伤的道德风范，学习他继承弘扬中医药优秀文化的民族精神，学习他爱岗敬业、恪尽职守、无私奉献的敬业精神，学习他迎难而上、顽强拼搏、百折不挠的进取精神，学习他奋力攻关、勇攀高峰、开拓进取的创新精神，学习他实事求是、探索求知、崇尚真理的科学精神……

[贰]现状与保护措施

中医骨伤科学是祖国医学宝库中的重要宝藏，而正骨手法更是其中之精髓。张氏骨伤疗法作为国家级非物质文化遗产名录项目，其重要价值主要体现在以下四个方面：

一是中医文化建设价值。张氏骨伤疗法大力弘扬中医药传统文化，追求平等公正、幸福和谐的理念，倡导天人合一的生态医学价值观，彰显祖国医学的优势，体现中华民族的智慧，同时体现了民族价值。

二是历史研究价值。张氏骨伤疗法历经几代的薪火相传，对于挖掘富阳乃至浙江的中医药历史，传承中国中医正骨传统医术和中医正骨经典理法方药等都具有非常深远的意义。

三是医术传承发展价值。张氏骨伤疗法由于采取手法复位、杉树皮夹板外固定、中药内服外敷治疗，价廉效优，能避免手术对人体的进一步伤害，深受广大患者的欢迎。张氏独特的医术拥有良好的社会群众基础，同时也促进了其传承与发展。

四是经济与社会价值。张氏骨伤疗法以简便、经济、有效的诊疗方法，为广大骨伤患者解除病痛，在保证疗效的同时，较西医治疗大幅度降低了治疗费用,节约了社会财富支出,是解决当前看病贵、看病难问题的有效途径,经济效益与社会效益显著。

但手法整复与手术治疗,是两种不同的治疗方式,疗效也有差异。

手术治疗骨折须替患肢切开皮肉、损伤组织,会影响骨折处的血液运行,在骨周围软组织被损伤的同时,还要在骨折处钻孔打钢板,骨折恢复后还要再次手术取掉钢板,这意味着二次创伤和高昂的手术费用。而且患者有可能出现伤口感染等并发症。

手法整复治疗则是先用拔伸、复位、对正、按摩等手法让骨折端复位,然后再用小夹板外固定避免骨折端移位,这种方法不损伤骨膜,有利于骨折愈合。由于用于做夹板的树皮是韧性较好的杉树皮,病人普遍反映比石膏舒适。对于骨折后的局部肿胀疼痛,还可配以中药外洗,能明显减轻疼痛,促进局部血液循环,消除肿胀。同时加以中医汤剂口服以活血化瘀,接骨续筋,加速骨折愈合。

20世纪八九十年代,杭州市富阳中医骨伤医院除了开放性骨折等必须手术外,90%的骨折都采用手法整复、小夹板固定治疗。然而这种物美价廉的传统张氏中医骨伤治疗方法,也渐呈弱势。制约张氏骨伤疗法保护与发展的三大因素是:医保收费、人才培养、市场竞争。

首先,是医保收费问题。在杭州市富阳中医骨伤医院,包含正骨手法、杉树皮夹板固定、敷药、包扎等一整套流程的治疗，收费标准为90元，另收材料费30元。正常情况下，骨折病人在完成第一次手法整复治疗后，复诊换药4—5次即能痊愈，而换药的收费标准为每次20元（另收材料费30元）。这意味着包括拍片、中药在内，治愈一名骨折病人的所有费用不到1000元。即便最严重的骨折，完全治愈也就两三千元钱。相反，如果换成骨科手术，加上打石膏、内固定，则要花几万元钱。其中，仅钢板就要几千元至数万元，对医院而言，经济效益就产生了。所以，在市场经济条件下，医院要发展、医生要养家糊口，中医医疗服务价格过于低廉成了张氏骨伤疗法生存与发展的第一大难题。

其次，是人才培养问题。张氏正骨手法要靠手摸心会，使用巧劲去完成几十种整骨手法，这个技艺需要漫长的学习和熟练过程，张氏骨伤自己独创的用杉树皮夹板固定、敷药、包扎等绝技需要年轻医生投入精力和心思去学习领会。手法复位不如开刀手术那么直观，需要医生凭借自己的手感和经验来操作，对医生的技术要求很高。还有手法复位的骨折病人需要每周进行复查，判断有无骨折端移位，这对医生的责任心和恒心都有较高要求，对中医理论的学习掌握更为艰深复杂。虽然，杭州市富阳中医骨伤医院要求每位医学院毕业的骨伤科医生学习张氏骨伤手法整复，但要做到技艺精湛却很不容易，需要十几年甚至几十年不懈努力与培养。

再次，是市场竞争的问题。一方面，骨折病人如果采用手术治疗，省内的综合性医院都能够治疗。这样就分割了一大批病人的市场份额。另一方面，周边地区有不少医疗机构冒用"张氏骨伤"品牌，对张氏骨伤科的传承和发展也造成了严重的负面影响。

然而，近三十年来改革开放的大环境给了张氏骨伤前所未有的发展机遇，杭州市富阳中医骨伤医院得到了跨越式发展，张氏骨伤疗法得到了有效的保护与传承。杭州市富阳中医骨伤医院不失时机地做了下面五件事：

一是系统的发掘与整理工作。建立张绍富中医骨伤学术研究所，开展了系统的挖掘与整理工作。近年张玉柱和王人彦合作编写了《富阳张氏骨伤诊疗技术》、《张氏骨伤正骨复位与外固定技术》等专著，系统地将张氏骨伤正骨与复位技术、杉树皮外固定技术等进行详细、规范的整理与研究，使这些古老的靠"手口相授"而传承的文化与医学遗产得到全面、细致的还原，重现于纸上，以便指导骨伤科医生的临床与教学工作，造福更多的骨伤患者。由苏立军、蒋增福撰写的《张绍富——一代名医的正骨生涯》、洪校生撰写的《苍生大医》，用报告文学的笔法通俗易懂地介绍了张氏骨伤发展的历史渊源和一代名医张绍富的从医事迹。

二是成立名老中医药专家传承工作室。成立张玉柱全国名老中医药专家传承工作室和浙江省张玉柱名中医传承工作室。名老中

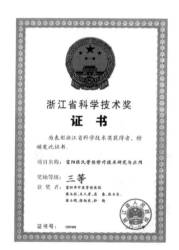

医药专家传承工作室是传承名老中医药专家学术思想和临床经验、培养中医药传承人才的重要载体。工作室采用跟师带教、举办学习班、汇编典型医案、出版专著、发表学术论文等多种形式，积极推广张玉柱的临床经验，规范指导临床实践。工作室探索名老中医药专家学术经验传承及推广的有效方法和创新模式，努力培养中医骨伤科高级专业人才。

三是运用现代科学，在继承中创新。以医疗、科研、教学为切入点，杭州市富阳中医骨伤医院成为浙江省中医药大学附属医院，承担了多个省部级项目的课题研究。通过国家中医药管理局、省、市等立项的科研课题研究，验证了张氏正骨技术在治疗桡骨远端骨折、肱骨髁上骨折、小儿股骨干骨折等疾病上的科学性、合理性、有效性及优越性，并多次荣获省、市科技奖励。近年来医院完成、开展国家中医药管理局、省、市各级科研项目三十余项，每年在国家级专业杂志发表论文四十余篇。

2013年，富阳张氏骨伤诊疗技术研究与应用获浙江省科学技术奖三等奖

四是推广张氏骨伤疗法，造福更多患者。多项张氏骨伤技术被列为国家中医药管理局适宜技术推

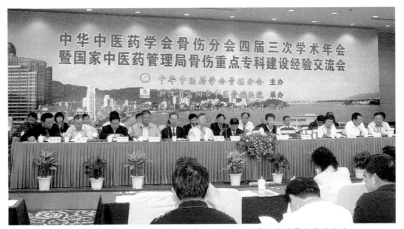

杭州市富阳中医骨伤医院多次主办或承办国家级、省级、地市级中医骨伤学术年会

广项目，多次主办或承办国家级、省级、地市级中医骨伤疗法学术年会，每年举办张氏骨伤技术国家级继续教育学习培训班，使张氏骨伤在国内外获得较高的知名度。现在，张氏骨伤疗法已通过适宜技术推广、临床路径实施，在国内中医院应用推广。

五是弘扬中医药文化，构筑张氏骨伤疗法品牌。医院大力开展中医药文化建设，宣传张氏骨伤科品牌，并成为国家中医药管理局中医药文化建设试点单位。2009年7月，成功举办全国中医医院中医药文化建设经验交流会。

经过几代人的努力，富阳张氏骨伤疗法已发展成理论体系逐步完善、学术内涵不断丰富、治疗效果独树一帜的中国中医骨伤科重要学术流派之一。但是依然存在着诸多发展中的难题。破解这些难

题,需要杭州市富阳中医骨伤医院自身的努力,更需要政府和社会各界的大力支持。重点要解决好以下几个问题:

一是重视中医正骨人才的培养。人才是杭州市富阳中医骨伤医院发展的关键,在"批判中传承,传承中创新,创新中发展,发展中超越"是中医药发展之路。创新、发展、超越的基础是传承。张氏骨伤疗法中的手法整复、杉树皮夹板固定技术的传承,需要每一位骨伤科医生大量的学习和实践操作。要完善"师带徒"的传帮带工作制度,让每一位入行的骨伤科医生学到张氏骨伤疗法的精髓,通过大量实践来达到技术娴熟。要扩大名老中医药专家传承工作室,挑选有资质的医生传承名师经验,培养更多的中高端骨伤科人才。要改革中医药大学的学生培养模式,注重理论教育、临床实践、师徒

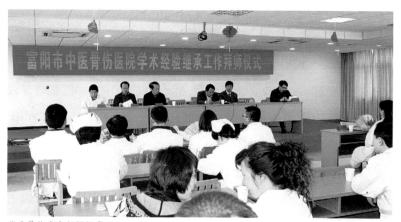

张氏骨伤疗法拜师仪式

传承相结合。

二是提高张氏骨伤疗法的诊疗费用。中医药简便廉价的优势，反而成了中医药生存与发展的障碍。中医院弃"中"姓"西"，已经成为普遍现象。俗话说：谷贱伤农。其实，药贱同样伤医。要想振兴中医药，必须尊重市场经济规律，让中医药走出价廉的困境。张氏骨伤疗法，一次手法整复、一块杉树皮夹板固定、一帖膏药、几包汤药，确实不值多少钱，但是能用这些治好病，却是大智慧，其背后往往凝结着医生数十年甚至是毕生的心血和功力。提高诊疗费用，扩大张氏骨伤的医疗人员，调动医院和医生的积极性，是完整保护张氏骨伤疗法的有效途径。

三是严把中药材质量关。长期以来，张氏骨伤疗法通过对药材的产地、栽培、采收、加工、炮制等一系列环节的监控来规范药材质量。随着门诊量的增加，杭州市富阳中医骨伤医院从各地采集药材。各地中草药中的重金属、砷盐、残留农药、储存及加工过程中产生的有害物质很难控制。任何药物都是以治疗疾病、为临床服务为最终目的，因此要将药效学指标引入中药质量标准的研究中，以药物的药效为基准进行精制，筛选出药效最高而化学组成最简单的物质作为控制其质量的标准，将药效以指纹图谱进行定性控制。这样才能保证张氏骨伤疗法的药效。

四是杜绝张氏骨伤疗法品牌权益受侵。张氏骨伤疗法以特色

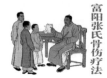

鲜明、疗效显著、口碑响亮而名闻江南。一些地方医院冒用张氏骨伤疗法品牌，给张氏骨伤疗法的传承与发展带来不良影响。杭州市富阳中医骨伤医院已把张氏骨伤疗法所涉及的整复手法、杉树皮小夹板固定技术、经验秘方、外敷药方等整理成书，公开出版，向社会推介这些医术。地方医院应很好地传承这些医术，而不能仅仅是利用张氏骨伤疗法的品牌。

主要参考文献

1. 张玉柱、王人彦《富阳张氏骨伤诊疗技术》，杭州·浙江科学技术出版社2012年版。

2. 王人彦、张玉柱《富阳张氏骨伤正骨复位与外固定技术》，北京·中国科学技术出版社2014年版。

3. 蒋增福、苏立军《张绍富——一代名医的正骨生涯》，北京·中国文联出版社2002年版。

4. 洪校生《苍生大医》，北京·作家出版社2009年版。

5. 朱德明《浙江医药通史》（古代卷、近现代卷），杭州·浙江人民出版社2013年版。

后记

  2014年秋，浙江省文化厅"非遗"中心组织编撰浙江省第三批"国遗"项目系列丛书，富阳张氏骨伤疗法被列入其中。关于张氏骨伤疗法的著作，富阳已出版了四本。其中蒋增福、苏立军撰写的《张绍富——一代名医的正骨生涯》、洪校生撰写的《苍生大医》着重记叙张氏骨伤疗法承前启后的重要人物张绍富的事迹，张玉柱、王人彦主编的《张氏骨伤诊疗技术》、《张氏骨伤正骨复位与外固定技术》则侧重于展示张氏骨伤正骨手法和固定方法的医疗要点和特色。《富阳张氏骨伤疗法》的许多内容取自上述著作。

  随着编撰工作的深入，我们深切感受到张氏家族及富阳中医骨伤医院全体医护人员为传承、发展张氏骨伤疗法这一传统医术所付出的努力，也深切感受到隔行如隔山。辛好张氏骨伤疗法的保护单位——杭州市富阳中医骨伤医院王人彦承担了《富阳张氏骨伤疗法》最核心部分的撰写，柴小平、董飞华对书稿进行了两次修改，确保了内容的科学性和完整性。

  本书还约请了鲍志华、苏立军、洪校生、方仁英参与编撰，鲍志华梳理了张氏骨伤疗法的起源与发展足迹,苏立军撰写了张氏骨伤疗法的传承,方仁英撰写了张氏骨伤疗法的主要价值与保护措施。洪校生撰写了张绍富精彩接骨故事,限于篇幅,这一部分内容没有在书中呈现。在此对参与文稿撰写的作者与修改者表示真挚的谢意!

本书从张氏骨伤疗法起源和演变、张氏正骨手法与外固定技术、治疗病例、传承谱系、重要价值、保护发展等方面,向读者详细介绍了富阳张氏骨伤疗法这一独特的中医正骨疗法。此外,还收录了含有珍贵历史资料和正骨技术示范的150多幅图片。该书是对国家级"非遗"名录项目张氏骨伤疗法的一次全面梳理,是建立在大量严谨的学术研究的基础上的通俗表达和科学阐述。

杭州师范大学人文学院历史系教授朱德明对书稿进行了认真审阅和指导,富阳区人民政府副区长孙洁为此书撰写序言。在此表示诚挚的感谢!

杭州市富阳区"非遗"保护中心

2015年10月25日

责任编辑：盛　洁

装帧设计：薛　蔚

责任校对：王　莉

责任印制：朱圣学

装帧顾问：张　望

图书在版编目（ＣＩＰ）数据

富阳张氏骨伤疗法 / 方仁英, 王人彦编著. -- 杭州：
浙江摄影出版社, 2015.12（2023.1重印）
　（浙江省非物质文化遗产代表作丛书 / 金兴盛主编）
　ISBN 978-7-5514-1186-8

Ⅰ.①富… Ⅱ.①方… ②王… Ⅲ.①骨损伤—中医
治疗法 Ⅳ.①R274

中国版本图书馆CIP数据核字(2015)第277711号

富阳张氏骨伤疗法
方仁英　王人彦　编著

全国百佳图书出版单位
浙江摄影出版社出版发行
　　　地址：杭州市体育场路347号
　　　邮编：310006
　　　网址：www.photo.zjcb.com
制版：浙江新华图文制作有限公司
印刷：廊坊市印艺阁数字科技有限公司
开本：960mm×1270mm　1/32
印张：5
2015年12月第1版　　2023年1月第2次印刷
ISBN 978-7-5514-1186-8
定价：40.00元